国家社科基金重大项目（编号：12&ZD114）
国家社科基金一般项目（编号：11BGL090）

中医药文化传承与传播系列

中医药文化传承与传播的价值实现

申俊龙　朱佩枫　主编

科学出版社
北京

内 容 简 介

中医药文化集中体现了中医药学的本质与特色，其实践和健康表达具有深深的文化烙印。本书为国家社科基金重大项目及国家社科基金一般项目的主要研究成果，《中医药文化传承与传播系列》丛书之一，内容从中医药知识的隐性化特征入手，梳理了自古以来的中医药知识传承与传播方式，明晰了中医药知识传承与创新的当代使命。从西方的新科学主义理论和中国的注疏学与诠释学出发，探讨中医药知识传承式创新的科学范式，指出中医迈向国际化的关键。以"治未病"为核心理念的养生理论和技术方法是中华民族独特的健康文化，全国各地已积极开展了诸多各具特色的中医药预防保健服务实践，其中比较有代表性的有上海闸北区的健康责任制服务模式、杭州拱墅区的健康管理模式和南京栖霞区的慢病防控模式等，本书对这三种模式进行了全面总结。

本书可供中医学、中药学、中医文化学、卫生行政管理等领域的专家和研究者参考，也适合医务工作者、卫生管理部门的实践工作者阅读。

图书在版编目(CIP)数据

中医药文化传承与传播的价值实现／申俊龙，朱佩枫主编. —北京：科学出版社，2015. 4

(中医药文化传承与传播系列)

ISBN 978-7-03-043913-0

I. 中… II. ①申…②朱… III. 中国医药学-文化传播 IV. R-05

中国版本图书馆 CIP 数据核字（2015）第 055150 号

责任编辑：郭海燕／责任校对：郑金红

责任印制：徐晓晨／封面设计：范璧合

科学出版社 出版

北京东黄城根北街 16 号

邮政编码：100717

http://www.sciencep.com

北京京华虎彩印刷有限公司 印刷

科学出版社发行 各地新华书店经销

*

2015 年 3 月第 一 版 开本：787×1092 1/16

2015 年 3 月第一次印刷 印张：12 3/4

字数：209 000

定价：58.00 元

（如有印装质量问题，我社负责调换）

本书编委会

主　编　申俊龙　朱佩枫

副主编　王希泉　魏鲁霞

编　委　（按姓氏笔画排序）

马洪瑶　王　锐　王希泉　王娟娟　申俊龙

朱云湘　朱诗慧　朱佩枫　刘新鸥　许舒诚

严家秀　宋　鑫　宋斐斐　周晨婷　张玉蓉

张海波　袁　盼　徐　颖　曾　智　魏鲁霞

序

习近平主席于2013年年底在山东考察时强调，一个国家、一个民族的强盛，总是以文化兴盛为支撑的，中华民族伟大复兴需要以中华文化发展繁荣为条件。中医学是中国传统文化不可分割的重要组成部分，也是最能体现中华优秀传统文化特质的部分。正如习近平主席2010年6月20日在澳大利亚皇家墨尔本理工大学中医孔子学院揭牌仪式的讲话所指出："中医药学凝聚着深邃的哲学智慧和中华民族几千年的健康养生理念及其实践经验，是中国古代科学的瑰宝，也是打开中华文明宝库的钥匙，更是中华文化伟大复兴的先行者。"的确，中医文化充分体现了中华优秀传统文化的核心价值观念、原创思维方式，融合了历代自然科学和人文科学的精华，吸收了儒家、道家乃至佛家文化的智慧。它是古代唯一流传至今并且仍在发挥重要作用的科技文化形态。

作为中华民族在生产生活实践和与疾病斗争中逐步形成并不断丰富发展的医学科学，中医药文化是中华文化最具代表性的重要载体和组成部分，蕴含着丰富的哲学思想和人文精神，是我国文化软实力的重要体现。这些年，我国正努力推广和实施中医药文化传播活动，不断扩大中医药文化的影响力。国家中医药管理局等17个部门开展的"中医中药中国行"活动及《思考中医》《求医不如求己》等传播甚广的书籍等都成为了中医药文化传播的有效载体和路径。但是，由于缺乏对中医药文化的正确定位、中医药文化传播市场良莠不齐等因素的影响，中医药文化传播现尚未形成合力。中医药界应充分挖掘中医药文化的发展空间和潜力，加强对中医药文化传播的路径分析和对策研究，注重传播路径创新改革，促进中医药文化的大繁荣、大发展。

申俊龙教授及其率领的课题组成员在总结了国家社科基金重大项目《中医文化核心价值体系及其现代转型研究》的子课题《中医文化核心价值传承传播方式的现代转型及其未来发展趋势研究》（项目编号：12&ZD114）、国家社科基金一般项目《基于隐性知识管理的中医药传承机制与策略研究》（编号：11BGL090）、江苏省哲学社科基金重点项目《中医药知识创新：理论、策略与案例研究》（编号：11GLA004）的基础上对中医药文化的价值进行了系统的逻辑化处理，深刻地挖掘了中医药文化的思想与思维价值、知识传承与传播的价值、为居民健康服务的临床实践价值。更重要的是为社会管理、中医药健康产业发展、中医药服务业发展提出了新的模式、新的策略和政策建议。最终，课题组形成了《中医药文化传承与传播的哲学智慧》、《中医药文化传承与传播的知识创新》和《中医药文化传承与传播的价值实现》三本书稿。

《中医药文化传承与传播的哲学智慧》从中医药学的人文精神、哲学思维方式进行系统挖掘，对天人关系、人体精气神一体观念、阴阳五行的正邪制衡与平衡思想、脏腑经络的网络效应等进行深度思考；《中医药文化传承与传播的知识创新》探讨了中医药的知识特征，尤其是隐性知识在个体和组织中的作用，分析其隐性知识显性化的影响因素，提出评价隐性知识显性化，中医药知识传承与创新效果的评价体系；《中医药文化传承与传播的价值实现》探讨了中医药文化传承与传播的理论、模式、内容与途径，提出了促进中医药文化发展、培育基础中医药文化土壤、营造中医药文化氛围，更有效地完善广大居民医疗保健服务策略，并调查了一些有效案例。

申俊龙教授及其课题组旁征博引了他们在中医学、哲学、社会学、心理学、管理学等领域及实践调研活动中获得的感悟和心得，别具一格。他们在《中医药文化传承与传播的哲学智慧》、《中医药文化传承与传播的知识创新》和《中医药文化传承与传播的价值实现》这三本相辅相成的书中，思考和探索了中医药文化传承与传播的诸多问题。同时，这三本书也充分体现和反映了中医药文化的思想价值、科学价值、人文价值和生命价值，有利于促进中医药文化传承与传播的专业化和理性化。他们对中医药文化从传统走向现代，从知识走向实践，从文化走向服务业进行了系统、深入、可行的论述。同时，这为中医药医疗保健服务业的发展从思想智慧、知识传承传播、促进中医药特色技术普及创新了学术和实践的价值。

愿广大读者能从这三本书中获得启发和帮助，让我们一起推动中医药文化的传承与传播，为社会各界人民的健康事业谋福祉。

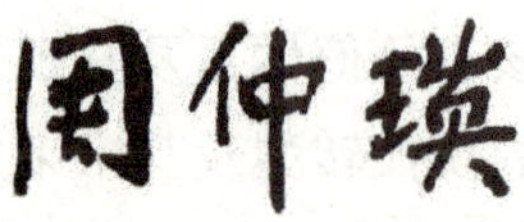

2015年1月

前　言

中医药是富有中国特色的医药学体系，经过几千年的传承与发展，融合了古代哲学、自然科学的思想和丰富的实践经验。随着西方医学技术的传入，西药、西方的手术刀迅速拥有了广阔的医疗市场和庞大的患者群，中医的医疗领域迅速萎缩。为了使这门历史悠久的学科焕发新生，继续繁荣发展，必须把握中医的本质，对中医药知识进行传承式创新。

本书从中医药知识的隐性化特征入手，对自古以来的中医药知识传承与传播方式诸如师徒传承、家传、文本传承、古代官办教育以及现代中医药高等教育等方式进行了系统梳理，明晰了当代中医药知识传承与创新的使命。基于西方的新科学主义理论和中国经典的注疏学与诠释学出发，探讨中医药知识传承式创新的科学范式，提出保持特色，坚持创新才是中医药迈向国际化的关键。中医药知识传承与创新是为了提供更好的中医药保健服务，1949 年以来，我国中医药服务创新政策先后经历了“中医科学化”、“西医学习中医”、“中西医结合”和“中西医并重”四个阶段，现阶段中医药医疗保健又出现了一些新特点。考虑到这些新特点，中医药预防保健服务模式可主要采取中医药特色的健康社区模式，多中心治理的健康服务模式，政、产、学、研协作的协同协作管理模式，中医药文化知识、健康行为与环境协同防控疾病的生态健康链构建模式等。中医药文化是中医药学的根基和灵魂，集中体现了中医药学的本质与特色，其实践和健康表达具有深厚的文化根基。完善的中医药预防保健的服务策略是中医药知识创新传承的关键，中医药文化知识传承与创新的传播策略，中医药诊疗预防保健服务价值优化策略，政府、高校、企业和社区的整合关联协作策略以及中医药预防保健服务进社区的便利策略等均具有良好的效果。预防保健是中医药学的重要组成部分，以“治未病”为核心理念的养生理论和技术方法是中华民族独特的健康文化。随着医学模式的转变、健康观念的变化以及医学目标的调整，中医“治未病”理念受到前所未有的关注，各地已积极开展了诸多各具特色的中医药预防保健服务实践，其中比较有代表性的有上海闸北区的健康责任制服务模式、杭州拱墅区的健康管理模式和南京栖霞区的慢病防控模式等，本书对这三种模式进行了全面总结。

本书是基于国家社科基金重大项目《中医文化核心价值体系及其现代转型研究》的子课题《中医文化核心价值传承传播方式的现代转型及其未来发展趋势研究》（项目编号：12&ZD114）、国家社科基金一般项目《基于隐性知识管理的中医药传承机制与策略研究》（编号：11BGL090）、江苏省哲学社科基金重点项目《中医药知识创新：理论、策略与案例研究》（编号：11GLA004）的研究成果的基础上进行编写的。在编写过程中，南京中医药大学的朱良春、周仲瑛、徐景藩、夏桂成等国医大师以及国家级、省级名老中医们给予了很多有建设性的意见，马洪瑶、徐颖、王锐、刘新鸥、张海波、宋鑫、王娟娟、严家秀、朱云湘、周晨婷、许舒诚、宋斐斐、袁盼等同学直接参与了项目研究和本书的编写工作，在此表示衷心的感谢！感谢科学出版社的大力支持。

中医药知识创新涉及范围较广，限于编著者的水平，本书的撰写难免存在一些不足之处，恳请读者批评指正。我们期待本书的出版能够为中医药知识创新工作提供些许有益的参考。

编　者

2015 年 1 月 20 日

目　录

1 绪　论

1.1 中医药知识特征

1.1.1 知识的概念与分类

管理学大师德鲁克说过：在新的经济体系内，知识是唯一有价值的资源[1]。当今世界，人类正步入知识经济的新时代，知识已经成为社会经济发展的第一动力和首要资源，对知识资源的生产、占有、分配和消费将成为经济发展的最重要因素。

古代哲学家柏拉图把知识定义为“经过证实的正确的认识”，是人们在改造世界的实践中所获得的认识和经验的总和。传统上，人们普遍认为知识是经过人的思维整理过的信息、数据、形象、意象、价值标准以及社会的其他符号化产物，不仅包括科学技术知识（这是知识中的重要组成部分），还包括人文社会科学知识，商业活动、日常生活和工作中的经验和知识，人们获取、运用和创造知识的知识，以及面临问题作出判断和提出解决方法的知识[2]。自柏拉图以来的西方知识传统，隐含着这样一个不言而喻的标准：知识应当是清楚明白的，能够用语言来表述，不能用语言表述的不是知识。

然而，在英国哲学家和物理化学家迈克尔·波兰尼看来，虽然“人类的求知优势几乎完全出自语言的运用，但是人类的语言禀赋本身却不可能出自语言的应用，所以必须归因于他的语言前优势[3]”。20 世纪 60 年代波兰尼在著作《个人知识》中首次提出“隐性知识”（tacit knowledge）的概念：在某种环境下，人们所知道的、所意识到的东西与他们所表达的东西之间存在着隐含的未编码的知识，而这种知识具有不可估量的价值[3]。这一理论提出后，在国际学术界引起了巨大反响，有人将其誉为继笛卡尔、康德以后认识论发展史上的“第三次哥白尼式革命”[4]。至此，从知识类型的角度可将知识分为两类：一类是以书面文字、地图和数学公式加以表述的知识，称为显性知识；另一类相对于显性知识，存在于所有者潜在的素质中，与所有者的经历、修养、知识层次、创新意识等抽象的内在因素有关系，是个人或者个体长期积累和创造的结果，是一种难以用语言表达也难以收集、交流和传播的知识，称为隐性知识。隐性知识具有如下特征[5]：①隐性知识不能被编码，因而难以表达、传播、沟通与共享；②隐性知识与特定的环境和背景相关联；③隐性知识是个体在长期实践过程中逐步积累起来的经验性知识，个体依附性较强；④隐性知识在使用时是不自觉的、无意识的，如某种心智模式等。显性知识与隐性知识之间的异同，可以理解为“能做”、“知道怎样做”与“会做”之间的差异。在现实生活中，人们对“能做”、“知道怎样做”以及“会做”未能明确加以区分。事实上，“会做”不仅“能做”，而且“知道怎样做”，但“知道怎样做”不一定“会做”。

1.1.2 中医药知识的隐性化特征

就知识的默会性、个体性和寄托而言，不难发现，中医知识大部分完全符合隐性知识之标准。南朝范晔在《后汉书·郭玉传》中说：“医之为言，意也。腠理至微，随气用巧，针石之间，毫芒即乖。神存于心手之际，可得解而不可得言也。”这里所言的“意”就在于细细体察感受，静心息虑，专注于诊病，正如当代中医大家裘沛然先生所解释：“医者意也，就是用意以求理。理有未当，则意有未惬，医理难穷，则意有加[6]。”

中医学产生的本源是天地万物一体、天人相应的整体哲学思想。万物同源，皆由道生，人是大自然的产物之一，人体内的变化规律必然符合自然界的基本规律，四时五行等自然变化对疾病有重要影响。同时，人体内部也是以五脏六腑为核心，通过经络血脉将全身各个部分联系起来的一个稳态系统。中医的思维方式是“取类比象”、“取象取意”，如“天地之阴阳”与“人身之血气”，是应象，也是“应乎天地而配乎阴阳五行”[7]。后人理解和接受这些由领悟而得的结论，亦是和前人得到它们的过程一样，需要个人直觉式的领悟，这种意会的原则是“心明即天理”。能否领悟，能理解到什么程度，与个人的状态和能力息息相关。

中医诊病，讲求“望”、“闻”、“问”、“切”，辨证论治被视为中医“活的灵魂”，是中医诊治疾病的最大特色。《素问·阴阳应象大论》中说：“善诊者，察色按脉，先别阴阳，审清浊而知部分，视喘息，听声音，而知所苦。观权衡规矩而知病之所主，按尺寸，观浮沉滑涩而知病所以生。无过以诊，则不失矣[8]。”人的脉象无奇不有，气色千变万化，主诉千差万别，若要掌握气机变化、洞悉病源，很大程度上取决于医家对脉学理论的理解与掌握、自身实践经验的积累以及临证当机的直觉判断。澄清内视，静心体察，以神遇之，以意会之，脉诊的结果才能反映出患者机体的真实状况，正所谓：“医理无穷，脉学难晓，会心人一旦豁然，全凭禅悟[9]。”

再如针灸，其疗效的取得关键在于下针的部位，进针和调针的手法等。高明的医家能够心领神会患者的气机变化，洞悉细如毫发的差异，从而指下运针、调针以调整相应的治疗技法。松紧快慢，深浅进退，方圆提按，神妙灵动，全在以意使气，从心调针，如此方可“刺之要，气至而有效，效之信，若风之吹云，明乎若见苍天，刺之道毕已[10]”。这说明任何通过语言文字表述的医理、治法、方剂……都不足以穷尽描述千变万化的临床现象。而一个高明医家的针法治疗效果，取决于他是否“守神”、“守机”和“守气”，这显然是对于针灸之“意”——医家悟性和灵活性等个人素质的强调[11]。

中医药知识体系中包含大量的隐性知识，中医药隐性知识可分为两类：一是在理论认知方面，“医者意也”屡见于中医著述，意会是中医认知的重要方法。中医药的很多知识是无法通过语言、文字、图表和符号等来清晰表述的。学习中医，即使把中医典籍记忆得滚瓜烂熟，也只是学习到中医药知识的一部分——显性知识。除此之外，还存在着更多不能或很难用语言、文字或图表等表达的隐性知识，这也是为什么中医的传承与创新不断以“六经注我”和“我注六经”的方式发展的原因，也是为什么不同医家读完相同中医经典但所施展出的医术水平却相差甚大的原因，也是为什么很多中医大家很难把他们的医术很好很完整地传承下来的原因。二是在操作技术方面，隐性知识存在于潜意识之中，不能用意识活动保持和激发，但能在特定的背景下自动激活，自行发挥作用。临床上，储存的知识在隐性知识的调动下，自动激活整合，使隐性知识一致性集结，当这样的集结达到一定程度时，顿悟就产生了。人的许多的高级的心理活动，比如创造、灵感、顿悟等都离不开隐性知识的支撑。很多中医大家在临诊时调动和激活了大量的隐性知识。而那些并不高明的医生，虽然掌握了很多显性知识，之所以展现不出能力水平，就是因为隐性知识储备少，不能够为显性知识的应用提供升华的基础[12]。

认识到中医隐性知识的特点，对于认识中医药学这一学科体系的特点意义重大。在中医药知识中，方剂的组成、用法、功用、主治以及现有剂型等，都是可以编码的知识，较易用文字语言表达、共享和传播，属于“显性知识”。在显性知识背后隐藏着更多的“隐性知识”，方药的加减、剂量的变化，以及“异病同治”和“三因制宜”等的具体应用等，都属于隐性知识。同是感冒，由于致病因素和机体反应性质的不同，临床会有风寒感冒和风热感冒两种不同证候，因而治疗应分别采用辛温解表和辛凉解表两种方法，又同为风寒感冒，夏天挟湿者需配以化湿药，冬天挟燥者需配以润燥药。

隐性知识，是中医药在实际应用中能否取得成效的关键所在，是构成中医药知识的重要因素，是中医传承的命脉，是中医药发展的基本动力和不断创造的源泉。中医师的水平主要取决于其对隐性知识的把握和运用能力。

总体而言，中医药知识的隐性化特征表现为：①中医药隐性知识不能像显性知识那样被直接编码，因而难以表达、传播、沟通和共享。②中医药隐性知识与特定的环境和背景相关联。一旦脱离特定的环境和背景，隐性知识将失去存在的基础或发生改变。中医药在发展过程中，其理论模式、思维方法、诊疗手段、价值取向等与中国传统文化思想一脉相承，相互融合。因此中医药知识的传承必须有中国传统文化背景作支撑，才能在历史发展中保持稳定性、整体性和延续性。③中医药隐性知识是个性化的知识，是一种与认知者个体无法分离的知识。中医药隐性知识的存续以传承人承载为主，相关著作为辅，传统传承主要依靠弟子的领会和感悟，能够通过文字、书籍等承载体传播的内容相对较少[13]。④中医药隐性知识有时是不自觉地、无意识地被使用的。这要求隐性知识的继承者，首先要有足够的时间面对面地跟师，以保证接触隐性知识的机会；其次要求继承者有一定的中医知识基础和临床经验，当隐性知识被无意识使用时，继承者能够触发调动自己原有的认知图式以及时捕捉并领悟隐性知识。通过原有认知图式的完善和新认知图式的构建纳入到继承者的知识体系中，从而完成隐性知识的传承。

1.2 中医药知识传承与传播

从历史来看，中医药知识主要通过师徒传承、家传、文本传承、古代官办教育以及现代中医药高等教育等方式进行传承传播，具体如下。

1.2.1 基于师承的中医药知识传承与传播

中医药知识的传承传播与创新过程是在传统的师承教育中实现的。中医师承教育是以师承家传为主要形式，在跟师临床、口授心传、观摩体验和反复实践中将理论与实践结合在一起。

在师承中不仅包括师徒对文献的理解，还包括师徒的相互理解。老师传递的是自己的医学思想和临证经验，是学生学习和模仿的范本，老师的临证过程、语言风格、与患者的沟通交流方式、对疾病的判断和遣方用药的思路风格是学生理解的文本。所以师承首先是继承，理解和把握老师的学术思想；其次是创新，学生的知识结构和水平、理解能力、个人兴趣爱好、信念信心和观察领悟能力都会影响到学习的效果。学生不可能完全继承老师的经验和知识，在学习过程中含有新的理解、新的体会和新的临证经验，形成与老师不同的地方，慢慢形成自己的思路、观点和风格，这是一种文化与知识技能的重构过程。

由于中医知识体系实践性、应用性很强，在师承中有的学生不及老师的水平，有的则超越老师的水平。正如伽达默尔认为的这种循环过程："它既不是主观的，又不是客观的，而是把理解活动描述为流传物的运动和解释者的运动的一种内在相互作用。支配我们理解某个文本的那种意义预期，并不是一种主观性的活动，而是由那种把我们与流传物联系在一起的共同性所规定的[13]。"

师徒相授是中国古代中医药教育的最重要形式，早在先秦时期已经基本成熟，培养人才众多，张仲景、刘完素、朱丹溪、李东垣和张介宾等医学大家均受惠于此种学术传承方式。中医师承过程中，学生根据自己的理解、思考、意会和实践，容易形成不同的学派，如易水学派创始人张元素，其弟子有李东垣、王好古和罗天益等。张元素在继承《内经》、《中藏经》脏腑辨证的基础上，通过自己的理解和临床实践，以脏腑的寒热虚实来分析疾病的发生和演变，创新了一套脏腑辨证理论体系。李东垣在继承张元素脏腑辨证理论的基础上，按照自己的临床实践创立"脾胃论"体系，形成"补土"派。王好古则在继承老师学术思想的基础上，创立"阴证论"，突出肝、脾、肾三阴虚在病变中的作用。张元素的再传弟子、李东垣的学生罗天益除继承李东垣的学术思想、注重阐述脾胃虚损病机外，对三焦辨治又有创新。

1.2.2　基于家传模式的中医药知识传承与传播

从严格概念讲，家传模式亦属于师徒传承的范畴，但它是特殊形式的师徒传承，家人就是老师，老师就是家人。除了具有师徒相传的优点外，家族相传还有独特的优势，一是受家族的影响，受教育者从小就接触到中医药知识，深受家人一举一动的感染，往往能打下很深的童子功，为以后的成长发展奠定了很好的基础。二是因为血缘的关系，教授者往往更无私，更用心，因此在师承家传模式中，师徒父子形影相随，朝夕相处，讲授和提问互动，形成“传道、授业、解惑”的教授方法，对学生的记忆、思辨、实践能力培养很有效果。学生在长期的诊疗实践中，经过耳濡目染、体会，不断形成理论和实践的互动，在不断的互动中形成继承和创新的循环。在每一代人的师承中，许多受者不仅延续了学术思想，更在此基础上进一步创新。

中医学术传承的家传模式出现较早，《礼记·曲礼》就有“医不三世，不服其药”的记载。《汉书·游侠传》记载：“楼护字君卿，齐人，父世医也。护少随父为医长安，出入贵戚家。护诵医经、本草、方术数十万言，长者咸爱重之。”[14]可见，在汉代世医已经很普遍。此后世医大量出现，有些甚至传承八百多年之久，如著名的青浦何氏医学已经延续近30世，始于南宋，经元、明、清至今，可谓世界医学传承史上的奇迹。

魏晋南北朝时期，门阀士族得到了充分发展，他们除了在政治、经济上享有特权外，还有其他的优势。陈寅恪先生说：“夫士族之特点既在其门风之优美，不同于凡庶，而优美之门风实基于学业之因袭。”[15]在此情况下，出现了文化世家。医学也是如此，其中最著名的是东海徐氏家族，出现了徐熙、徐秋夫、徐文伯、徐之才等名医。再如医学世家吴兴姚氏，《周书》卷四十七《姚僧垣传附姚最》就详细记述了这个医学世家的形成过程。

到元明时期，形成了医户制度，促进了中医药知识的传承和传播。对于医生这个职业，元代制定了一系列管理制度，医生要归属于医户籍。明朝延续元代的户籍制度，只是更加严格，出台了处罚措施。《明会典》有大量的记载：“国初核实天下户口，具有定籍，令各务所业”；“凡军、民、医、匠、阴阳诸色户，许各以原报抄籍为定，不得妄行变乱，违者治罪，仍从原籍”；“凡军、民、驿、灶、医、卜、工、乐诸色人户，并以籍为定，若诈冒脱免避重就轻者杖八十，其官司妄准脱免及变乱板籍者罪同”（卷二十《户部五》）；“凡医家子弟旧例选入本院教习医术”（卷一百七十六《太医院》）。

元明的医户制度一定程度上保障和促进了中医药知识的家族相传，但由于过早确定职业，缺少多方面的阅历和实践，视野与思维往往受限，不能从其他学科汲取营养，不利于成长名医大家。像李杲和张介宾等都是经历了一系列挫折困难，后来转向医学才得以成为大家。这种生活的阅历与磨炼对于从医人员来说，十分宝贵。

1.2.3 基于文本的中医药知识传承和传播

中医药知识的传承与创新都离不开对古典文献的理解和解释，但是中医古代文献浩如烟海，每一个人、每一代人对古文献的理解和解释都不一样，产生一种多元含混的效应。名家之间解释的差异也很大，甚至常常形成尖锐的矛盾甚至对立，但也体现了中医药隐性知识的重要作用，促进了中医的千年传承和创新发展。

中国古代对经典的理解主要采用注疏的方法，汉代的经学就是典型。李明辉以焦循《孟子注》为例，认为：“焦循等汉学家总以为汉人去古未远，又有家法，通过汉人的训诂才能掌握先秦典籍的原义，然而汉人的方法‘由文字（确定字义）而训诂（疏解词句、语法）而义理（阐释思想意涵）’的单向活动，只能由文字决定训诂，再由训诂决定义理，而不能反向而行。”[16]然到东汉末魏晋时，情况已发生变化。台湾大学林丽真认为到王弼的《老子注》时，一个新时代的思想家在运思其天人哲学和历史思维时，总是凭借着传统经典透过注疏的方式，试图建立一种足以排解疑惑、引发共鸣的学说[17]。王弼运用“崇本息末”、“得意忘言”、“辨明析理”建立“贵无”的哲学体系。郭象在《庄子注》的基础上将“崇本息末”创新为“迹与所以迹”，用以表达事物内在本性与外在表象的关系，将“得意忘言”创新为“寄言出意”，为忽略《庄子》原意、自由发挥己见服务。可见西汉时，“六经注我”试图遵循文本的本意去理解和解释文本。以王弼为代表的魏晋玄学走向“我注六经”，充分发挥诠释者的想象力、创造力去发挥弘扬经典思想，中医药深受其影响。佛学进入中国后，中国学者用道家的思想去对佛学进行格义，在佛学哲学思想的推动下，人们对经典的理解方法进入更深的层次。《华严经·初发心菩萨功品德》第十七之一说：“一切解即是一解，一解即是一切解故。”钱钟书认为，对古文献的理解方法应是“积小以名大，而举大以贯小，推末以至本，而又探本以穷末；交互往复，庶几乎义解圆足而免于偏枯”。这样的解释便是在更深层次上对传承传播和创新的理解。中医药学经典《伤寒杂病论》对《黄帝内经》的理解和解释也是从文字、意义、实践等方面运用多学科知识进行阐释。《内经》到《伤寒论》的演变类似于海德格尔所说的前理解与视域融合。海氏前理解有三部分内容：①前有——人不是生活在一个真空中，在人具有自我意识和反思意识之前，他已经置身于他的世界中了。这个世界包括他的文化背景、传统观念和风俗习惯等。②前见——解释总是根植于我们预先看到的东西。如果我们对于某文本解释，就得选择一种可能性——选择一个特定的观点和视角，形成解释的入手处。如佛学进入中国后，中国传统文化中没有与之对应的学说，中国学者只好选择道家的思想进行诠释。③前把握——我们在理解之前就已经具有的观念、前提和先见等。在我们开始自觉地解释文本或把握对象意义之前，我们就已经把它归入某种脉络（前有）中，从某种实际观看它（前见）和以某种方式设想它（前把握）。

张仲景的《伤寒杂病论》就是对《内经》的理解和解释，这种过程就是传承与创新互动循环的结晶。如施莱尔马赫所说，越了解部分，就越了解整体，越了解整体，就越了解部分，张仲景对《内经》的把握实际上是这个过程的体现。由于《内经》是格言式的，要理解整体要先了解部分，再透过部分把握整体，所以能创作出千古不朽的《伤寒杂病论》。张仲景对《内经》的把握还在于对《内经》时代历史语境的把握，正是从历史语境的基础上深刻把握和领悟《内经》整体的意义。诠释学认为这种过程是一种视域融合，张仲景将《内经》中隐藏的视域置入光明之中。《内经》和张仲景各有其视域，张仲景在理解中将这两个视域融合。“当解释者克服了一件文本中的疏异性并由此帮助读者理解了文本，那他本身的退隐并不意味着消极意义的消失，而是进入到交往中，从而使文本的视域和读者的视域之间的对峙得到解决[18]”。张仲景的《伤寒论》不仅挖掘阐释了《内经》的核心价值，更主要的“在理解过程中产生一种真正的视域融合，这种随着历史视域的筹划而同时消除了这视域，这种融合的被控制的过程被称为效果历史的任务。……这个就是存在于一切理解中的应用问题[19]”。张仲景完成了将《内经》存在的哲学思想转化为能够应用的科学，使其成为可以操作的语言和技术。

1.2.4　基于官办教育的中医药知识传承和传播

人之所系，莫大乎生死。医学关系着芸芸众生的生死，也影响到社会的安定和统治阶级的统治，故历代统治者非常重视医学，人才的培养与教育也是政府要考虑的重要问题之一。

与师承、家传相比，官办教育出现较晚，一般认为始于魏晋南北朝时期。《唐六典》卷十四注记载："晋代，以上手医子弟代习者，令助教部教之。宋元嘉二十年，太医令秦承祖奏置医学，以广教授。至三十年省。"这表明，在晋代，政府已经设置医学教育。隋唐五代时期，官办教育蓬勃发展。隋朝的官办医学由太医署主管，分为医学教育和药学教育两部分。《隋书·百官志》记载，太医署有医师二百人，助教二人，主药二人，药园师二人，医博士二人，按摩博士二人等，可见已有相当规模。唐朝继承了隋朝官办医学教育的制度，仍由太医署主管，由博士负责教育。宋代政府医学教育继续发展，且将医政管理与医学教育分开，太医署仅主持以医学教授生徒，另设翰林医官局掌医事政令。元代，负责医户管理的医学提举司是医学教育的主管机构，且元代医学教育的突出特点是医学校与三皇庙合一。元黄溍《文献集》卷七上《浦江县三皇庙记》载："医有学，三皇有庙，尚矣！合庙学为一，而俾医师领其祠事，有司以春秋之季发公帑具祭料而折俎升觞焉，今制也。"这种比照儒学的设置有利于医学教育的开展。明清时期官办教育逐渐衰落，均没有专门的教育机构，太医院负责兼管。

就实际的传承效果来看，官办医学教育的实际效果并不佳。由于中医被视为"仁术"，历朝统治者为了显示"仁政"，出台了大量的政策推广医学以及医学教育，正史用大量的笔墨记载这些政策。但实际情况并非如此，笔记小说等给出了截然不同的答案。以最重视医学的宋代为例，《吹剑录外集》载："所谓太医局生者，始以赂隶名籍，每年则随铨闱公试。题目以士经为主，程文以一义为限，考试以五日为期，考官则判局选差。率皆市井盘药、合药、货生药之徒，捐数百缗赂判局即得之。其就试者亦是赂判局指授。考官临去取，不看文字，唯寻暗号，钱到则虽乳臭小儿，庸鄙粗材，不识方脉，不识医书，姓名亦皆上榜，监者视为文具，率不经意。"到了中国古代官方教育的末期清代更是如此，中国历史上的名医几乎无一出自官学也从一个方面证明了这一点。

1.2.5 基于书院教育的中医药知识传承与传播

与师承、家传等其他传承模式不同，书院教育出现较晚，存在时间较短，培养规模也不大。但在古代中医药教育中却抹下了浓墨重彩的一笔，值得探讨。

开创医学书院教育的是明末清初名医卢之颐。卢之颐是名医卢复之子，在编著《本草乘雅半偈》时，当地医生汇聚其家，研讨医学。卢之颐《本草乘雅半偈自序》言："岁在庚午，武林诸君子大集余舍，举仲景两论及灵素秘奥，期余一人为之阐发。余谢不能，然亦不欲自秘其师承也。于是时计此书之成：自丙寅至庚午，仅得十之二。自庚午至癸酉，仅得十之三，而以诵说，故几不能竣事。会春风座中狂拂面，余遂绝念世纷，专意笔墨。自丙寅至癸未，几历十八春秋，而此书始成。"虽然时间不长，但已经开创了一个模式。更为重要的是，名医张志聪继承并发扬光大了这种传承模式。

张志聪师事名医张卿子，他构侣山堂于杭州胥山（即吴山），招同道、弟子数十人，讲论医学，培养学者众多，姓名可考的有王弘义、王庭桂、莫昌善、徐永时、倪大昌、朱输、朱景韩、计圣公及其长子张兆璜和次子张应略等[20]，而先是同学后是弟子的高世栻为佼佼者。张志聪主讲30年，过世后，由高氏主讲侣山堂。

卢之颐、张志聪、高世栻三人先后相继，聚众讲学。虽然总共不到四十年，但这种模式由于打破了师承、家学的封闭性与私密性，重视研讨，很快就使钱塘医学声名鹊起，领时代之风。王琦《侣山堂类辩·跋》称："闻之耆老，自顺治至康熙之初，四十年间，外郡人称武林为医薮。盖其时，卢君晋公，以禅理参证医理，治奇辄效，名动一时。张君隐庵继之而起，名与相埒，构侣山堂，招同学友生及诸门弟子，讲论其中，参考经论之同异，而辨其是非。于是，谈轩岐之学者，咸向往于两君之门，称极盛焉[21]。"更为重要的是，由于参加研讨学习的学生多已学成，与老师共同研讨，参与老师的著述，使很多著作汇集了集体的智慧和成果，达到了极高的学术水平。

1.2.6 现代高等院校中医药教育

新中国成立后，党和政府非常重视中医药教育事业的发展。20世纪50年代初期，一些省市先后成立了中等中医专科学校。自1956年，北京、上海、成都、广州中医学院先后成立并开展中医本科教育。1993年，经国家教育委员会批准，北京中医学院更名为北京中医药大学、上海中医学院更名为上海中医药大学，标志着我国中医药教育事业有了新的发展。1995～1996年又先后批准5所中医学院更名为中医药大学，分别是广州中医药大学、成都中医药大学、南京中医药大学、黑龙江中医药大学和山东中医药大学。这样，在全国30个省、直辖市、自治区设有7所中医药大学、20所中医学院及3所民族传统医学院。2011年全国高等中医药院校46所，设置中医药专业的高等西医药院校88所，设置中医药专业的高等非医药院校118所。2010年，在全国高等中医药院校中，硕士学位授权单位23个，博士学位授权单位15个，博士后流动站14个。2011年全国高等中医药院校研究生指导教师共计9448人，其中博士生导师763人，硕士生导师7825人，博士生、硕士生导师860人。

至今，我国的高等中医药教育已经走过半个世纪，有力推动了中医药知识的传承和传播，能够让更多的普通百姓有机会学习中医，运用中医，传播中医知识。目前，各种形式的函授大学、夜大教育以及中医师带徒、自学考试和社会力量办学等多层次、多专业的教育体系已初具规模，中医教育事业得到了前所未有的迅速发展。中医药院校为中医药知识在当代的传承传播做出了不可磨灭的贡献。

1.3 中医药知识传承与创新的当代使命

吴仪同志曾说过："中医药的历史地位、现实作用和科学价值是客观存在并经过实践检验和证明的，有着广泛深厚的群众基础和社会基础，无论是从医学还是从文化角度，都必须大力发展中医药事业。"随着生活水平的提高、老龄群体的扩大、健康观念的变化，人民群众对中医药多层次、多形式的需求势必持续增长，中医药将会有更广阔的发展空间。中医药在充分发挥自身的特色优势、把已有的特色优势继承发扬光大的同时，顺应时代发展潮流，争取形成新的特色优势，才能更好地造福于我国人民，造福于世界人民。

1.3.1 中医药知识传承与创新的时代机遇

不可否认，西方科学主义在诸多方面为现代医学发展提供了强大且客观的基础理论和方法论帮助，但其片面、静止、孤立的思维方式越来越暴露出局限性和不足。在科学主义思维下成长起来的西医医学，亦不可避免地存在自身的局限。一是还原论的局限性，忽视了局部与整体的关系。机械地把人体当做一部机器来看待，力求在最微细的水平上研究机体的结构与功能，却从根本上忽视了人是一个统一的整体，最终没有办法解释整个机体的各种情况。二是单纯的医疗"治病"模式，忽视了人体健康的整体性及健康与自然、社会的联系。三是治疗上多采用对抗、攻击性疗法，少有调动机制、自身平衡、修复作用、养生保健疗法。西医在对疾病治疗中少有充分运用人体自身的免疫功能来对抗疾病，这在现代疾病谱的变化下凸显出越来越多的不足。随着世界的科学知识发展，在多元文化、多种知识的深度交流中，中医药知识的更多成分、特色技术被世界重新认识，慢慢为世界所接受。

同时，由于西方科学主义及西医科学面临的困境，西医服务与社会需求之间的裂痕越来越大。基础研究与临床问题解决之间脱节、疾病谱的转变使医疗成本大大增加、基础研究和药物开发及医学实践三者需要整合，诸如此类问题的出现，促使人类寻求新的医学转向。在此背景下，转化医学应运而生，其核心是打破基础医学、药物研究和临床医学之间的屏障，加强研究与应用之间的结合，在它们之间建立起一个双向转化的桥梁。转化医学遵循的是循证医学的原理，实质是理论与实际相结合，是基础研究与临床研究的整合，聚焦于具体疾病，以疾病诊疗为研究出发点，以促进科学发现转化为医疗实践并最终服务于患者为目标。转化医学倡导“以患者为中心”，要求从临床工作中发现问题、提出问题，由基础研究人员进行深入研究、分析问题，然后再将基础科研成果快速转向临床应用、解决问题。显然，这体现和吻合了中医药学的特征：实践性、经验性，以病人为中心、针对疾病个体实施辨证论治，是中医药发挥自身优势的契机。

再者，人类健康观念的转变也充分体现中医药“治未病”理念的时代价值。世界卫生组织将健康定义为：不仅是没有疾病和虚弱，而且是身体、心理和社会上完好状态，并且规定了有充沛的精力、处事乐观、态度积极、勇敢承担责任等十项健康标志。人类健康观念从只关注生理健康到生理与心理健康并重，且关注人与社会、与自然环境的和谐，与中医药知识中诸多的生命观、生活观、治疗观、养生观，尤其是“治未病”理念相吻合。这些都为中医药知识的传承与创新创造新的机遇。

1.3.2 中医药知识传承与创新的现实需要

随着医学模式的转变、循证医学的发展以及人们对健康需求的增加，健康管理已经成为发达国家卫生事业的重要组成部分，同时以社区卫生服务机构为基础，开展健康管理已成为趋势。虽然我国也逐渐重视社区卫生服务的作用，但由于资源的不足，仍普遍“重医轻防”，忽视各种健康风险因素的危害。要充分调动各个社会主体的积极性，有效地利用有限的资源来达到最大的健康效果。

中医药的医道、医理、医技在社区健康管理中能够发挥重大作用。比如中医“和”的理念，不仅仅是人体内部以及人的生理与自然的和谐，更重要的是人的精、气、神的和谐，要求人的心身统一，注重形神、心灵、心理需求、人际的和谐关系。良好的情志是五脏精气、血气保持正常状态的重要基础。“仁”是中医文化价值中内涵极其丰富的关于个人道德情操修养的部分，主要体现在医道之“仁德”即“医乃仁术”和医者之“仁德”即“医者仁心”等方面。当然，“仁”不只是蕴含医道和医德方面，普通人同样需要在道和德方面具备“仁”的思想高度，在处理情志及人际方面要有宽容的心怀。中医药中这类价值观念、认知方式、审美情趣的传承和传播，有利于促进当代人们的身心健康，让人们在嘈杂的现代社会中在心理上寻找到归属，促进个人的和谐和社会的和谐，符合社区健康管理的高目标追求。同时，这些价值观念同中国传统文化中的优秀部分相互融通，有着深厚的群众基础，也十分易于接受。

中医药学是中国古代先人数千年的实践智慧结晶，其产生的本源是天地万物一体、天人相应的东方哲学思想。万物同源，皆由道生，人是大自然的产物之一，人体内的变化规律必然符合自然界的基本规律，四时五行等自然变化对疾病有重要影响。天人合一的整体观；道法自然的宇宙观、自然观；重视正气、中和平衡的生命观、生活观、治疗观；燮理阴阳、身心共养、动静相宜、重视预防的顺势适时养生观等，对人的健康观念和健康行为有很好的指导和干预作用。中医药的疾病预防观、治疗观，机体保健、康复的养生观，应在社区群众中广泛传承传播，促进人们健康素养的提升，使人们在日常生活中形成健康意识，培养良好健康行为，为社区健康管理的推进打下基础。

中医是实践医学、经验医学，其简便验廉的诊疗方法及各种中医药特色非药物适宜技术，是中医药在社区健康管理中发挥作用的独特优势。首先，在自然观和整体观思维的指导下，辨证论治成为中医诊治疾病的最大特色。通过望、闻、问、切等方法，收集病史、症状、体征等临床资料进行综合，分析疾病的病因、病机、病位、病性以及疾病的发展趋势，从而根据病情个体的差异，因人、因时、因地制宜地给出个性化诊疗方案，较少依赖大型设备检查及开出大处方。其次，中医药特色适宜技术除大家耳熟能详的针灸、按摩、推拿、气功、熏、洗、敷、贴、刮痧、食疗药膳等，还有属于物理治疗范围的光疗、热疗和水疗等，属于精神情志治疗方法的以情制情法、文娱疗法等，以及太极拳、五禽戏、八段锦、弹琴、书写、绘画等保健干预疗法。这些中医药适宜技术，具体操作简单，易于快速使用，临床疗效明显，群众喜闻乐见。医务人员稍加指导，社区采取各种形式充分调动大家的积极性，便可成为社区健康管理中十分适宜的指导和干预措施。

1.3.3 创新中医药知识传承传播的方式

1.3.3.1 政府领航掌舵推进中医药在社区中的传承传播

中医药对社区健康管理具有极大的促进作用，社区是中医药价值实现的前沿阵地，是传承和传播的基础，是中医药特色技术充分发挥作用的场所，是最能为老百姓提供可及性服务的地方。建设中国特色的健康社区，中医药必然能发挥关键作用，在这个过程中，充分依据新公共管理理论、新公共服务理论以及多中心治理理论等公共管理理论的新进展，政府发挥领航掌舵的作用，协同各方主体，以群众需求为导向，做好基础性服务工作。一是政府发挥战略导向作用，进行长期及短期发展的政策规则制定，为各主体的参与提供良好的制度环境，调动各方的积极性，有利于社会管理的实现。二是充分发挥资源投入的主导作用，弥补民间资本投入的不足。对体现中医药的健康社区建设，政府主导优先配置资源，保障资金投入、人力资源培养与投入等，有利于健康社区的可持续发展。三是政府发挥最重要的管理与监督作用，完善管理与监督体系，监督各方主体提供服务的质量，以群众满意度为指挥棒，及时调整政策，激励与规制各方行为，有利于社会稳定、健康发展。

1.3.3.2 基于多元共治的中医药知识传承传播创新模式

中医药在社区的传承与传播中，政府不再是唯一的决策中心，以公民健康为中心，政府、企业、非政府组织、公民形成既竞争又合作的社区健康自主治理新体制，实现管理主体和权力中心的多元化，实现“权力分散、管理交叠和政府市场社会多元共治”。这为其他非政府机构参与社区健康管理提供了广阔空间，实现了公共服务社会化，其最大的优势是各方都能发挥自身最优势力量，相互整合、相互弥补、资源互补、协同增效，提高了供给效率，最大限度地满足消费者需求。譬如高校，尤其是中医药类高等院校，是中医药继承和发展的重要力量，是中医药知识和智慧的源泉之地。其不仅仅是教书育人之地，不能仅仅局限于自身范围内搞实验和学术研究。师生要走出校园，深入社区群众，采取各种方式及活动，给社区提供知识和技术，将中医药价值普及与应用，用中医药知识惠及百姓。这不仅造福百姓，同时能够让百姓更好地认同中医药，促进中医药的传承和创新，促进高校的自身建设发展。医院同样是知识密集的地方，公立性医院采取短期或长期的多种措施，如开设社区中医服务门诊、举行各类义诊活动等，将中医药文化及技术传播到基层。各类社会团体亦可在健康社区建设中充分发挥公益性作用，以各种形式补充资源。

1.3.3.3 以竞争机制为主的中医药知识传承传播与创新

为充分满足不同层次、不同偏好人群的需求，市场则发挥资源配置的优势，将一些资源配置到有偏好的人群手中，提高资源的配置效率。企业针对特定目标人群的需求，依托自身力量提供设施、人力资源投入、创新的中医药产品和服务，以健康俱乐部的形式，或利用价格歧视原理，设定合适的准入制度，以“选择性进入”使资源更体现价值和效率。企业发挥自身优势，以人为本设定具体服务内容，充分满足和尊重特定主体的选择性，既提升企业自身发展，又推动中医药知识和技术的传承传播，创造经济效益和社会效益。

1.3.3.4 以公民为主体的中医药知识可持续性传承与创新

多元主体治理下实现中医药在社区的传承与传播，核心就是实现供给与需求的相对吻合，促进人的健康和社会和谐。公民自主化参与，让群众有自主治理的机会，充分调动民众的积极性，才能取得持续效果。政府在进行一系列决策前，应该充分征求群众的需要偏向。在企业俱乐部形式基础上，群众自主建立中医药特色健康俱乐部。相同偏好者共同组建自主治理的中医药特色健康管理俱乐部，共同研习中医药对健康的促进作用，真正激发对中医药的喜爱。政府提供人力、财力、物力的支持，高校、医院、社会团体等提供技术指导。

参考文献

[1] 罗仕国．德鲁克关于知识劳动者的个人管理思想述评．科技管理研究，2013，(3)：141～144

[2] 夏登杰．中医的缄默知识特征及其在教育中的实现途径．青海社会科学，2008，(6)：134～138

[3] 波兰尼．个人知识：迈向后批判哲学．许泽民译．贵阳：贵州人民出版社，2000

[4] 夏登杰．缄默知识与中医教育．学术论坛，2007，(11)：188～191

[5] 葛明贵，谢章明，谢登峰．隐性知识：涵义、特征及其获取途径．心理科学，2009，32 (5)：1150～1152

[6] 鲁杰，张其成．中医意象思维的认知心理路径探究．云南中医中药杂志，2011，32（6）：20～22
[7] 夏登杰．从缄默知识角度谈中医教育改革．中医教育，2008，（5）：13～17
[8] 张立平．论中医“象”思维（二）．辽宁中医药大学学报，2012，14（7）：31～32
[9] 赵燕青，滕晶．《三指禅》脉学成就初探．湖南中医药大学学报，2013，33（7）：55～57
[10] 肖沛．针灸“气至”含义初探．中医杂志，1990，（9）：30
[11] 夏登杰．缄默知识特征及其在教育中的实现途径．南京理工大学学报（社会科学版），2009，（4）：106，110，124
[12] 范宇鹏，杨志敏，老膺荣，等．基于中医知识特点，引入知识管理，探索中医传承新模式．科技管理研究，2010，（16）：161～163
[13] 伽达默尔．真理与方法．洪汉鼎译．上海：上海文艺出版社，2004：376
[14] 班固．汉书．北京：中华书局，1962：3706
[15] 陈寅恪．隋唐制度渊源略论稿（附《唐代政治史述论稿》）．北京：三联书店，2001：260
[16] 李明辉．中国经典诠释传统（二）：儒学篇．上海：华东师范大学出版社，2007：175
[17] 林丽真．经典的诊释与理统的建构——从王弼的“有无”、“动静”二论谈起．//刘笑敢．中国哲学与文化（第2辑）．桂林：广西师范大学出版社，2007：75～76
[18] 伽达默尔．诠释学Ⅱ——真理与方法．洪汉鼎译．北京：商务印书馆，2007：243～244
[19] 伽达默尔．诠释学Ⅰ——真理与方法．洪汉鼎译．北京：商务印书馆，2007：417
[20] 张承烈．钱塘医派．上海：上海科学技术出版社，2006：7
[21] 张志聪．侣山堂类辩．南京：江苏科学技术出版社，1982：106

2 中医药知识传承式创新的科学范式

中医是富有中国特色的医学体系，经过了几千年的传承与发展，融合了古代哲学，自然科学的思想和丰富的实践经验。随着西方医学技术的传入，西药、西方的手术刀迅速拥有了广阔的医疗市场和庞大的患者群，中医的医疗领域迅速萎缩。为了使这门历史悠久的学科焕发新生，继续繁荣发展，必须把握中医的本质，对中医药知识进行传承式创新，重塑中医信心。

2.1 新科学主义理论

2.1.1 传统科学主义的历史贡献与局限性

科学主义是源于西方的一个内涵庞杂、外延宽泛的概念，其含义可被归纳为中性的和贬义的两种。中性的科学主义是指自然科学家或被认为属于自然科学家的典型的方法和态度。贬义的科学主义又一分为二，一种持科学方法是获取知识的唯一正确方法，可以无条件地适用于其他一切研究领域的观点，认为每一件事都应该用科学理论来解释，其他研究领域，包括哲学、艺术、历史、宗教、道德和社会科学都应该被同化为科学或者作为知识的来源被排除在外。科学主义否认这些领域具有独特的方法论，并且排斥美学知识、道德知识以及宗教知识的存在，这种科学主义就是所谓的“科学方法万能论”。另一种观点认为，科学能够解决人们面临的一切问题，包括诸多社会问题和人生问题，科学尤其自然科学是人类知识中最有价值或者唯一有价值的部分，即所谓的“科学万能论”[1]。

17 世纪以来，科学在西方世界空前繁荣，而科学主义就是在这样的时代背景中产生的。科学主义是一种主张以自然科学技术为整个哲学的基础，并确信其能解决一切问题的哲学观点。黑格尔指出凡是现实的都是有理由的，科学主义的出现、兴盛以及再现有其历史的必然性和合理性。当然，科学主义在历史上不时出现既有共同原因也有不同历史时期的特殊原因。共同原因是多方面的，如社会、文化、理智、语言和心理的原因都或多或少存在。心理方面的原因既有表层的对科学造福于人类不切实际的期待以及对科学无端信赖和盲目信奉，也有深层的将科学视为唯一的安身立命之所的信念，对伦理取向以及宗教信仰绝对排斥等。各个时期的特殊原因具体来说：17 世纪为科学争取合法的地位以及对于未来科技的憧憬；18 世纪经典力学的神奇发展和启蒙运动的迫切需要；19 世纪科学的全面胜利、启蒙运动的余韵和天才思想家的集大成；20 世纪初的物理学革命和杰出科学哲学家群体的切磋琢磨，20 世纪下半叶科学所导致的技术成就和经济奇迹淋漓尽致的发挥[2]。

科学主义把自然科学奉为哲学的标准，并将自然科学的方法论和研究成果推论到社会生活中来，这种思想至今仍然深刻地影响着整个世界。科学主义所带来的积极影响是多方面的。首先，科学主义推动了科学进步。17 世纪近代科学的确立、18 世纪牛顿力学的精致化和向其他科学分支的扩张和渗透、19 世纪经典科学的兴盛以及 20 世纪现代科学的确立都与科学主义联系紧密。其次，科学的实验方法和实证原则也深刻地影响了人们的思想和行为方式。这种讲究逻辑，坚持功利主义原则的科学精神，使得科学与社会，思想与劳动有机结合，从而渗透到社会生活的每一个角落。最后，科学主义对社会科学和人文科学的发展具有促进作用。科学主义推进了科学思想、方法、思维方式向非科学学科和领域渗透，这有助于新兴学科的诞生和旧有学科的成长。哲学的科学化导致了分析哲学和语言哲学的诞生，语言的科学化奠定了计算机语言的基础，数学的科学化推动了新的公理系统的出现。

传统的科学主义也有一定的局限性。首先，科学主义导致科学的专业性丧失，同时也影响非科学学科的研究。科学主义的普适性不仅降低了科学自身理论的精准性，也使其他非科学学科失去自己的特色，危害双方。其次，科学主义不利于弘扬科学精神。传统的科学主义与科学精神中的实证精神、理性精神以及基于其上的怀疑批判精神背道而驰，有碍于科学精神功能的发挥。最后，对于科学和理性的过度崇拜使得人们越来越关注外部的物质世界而忽略人类本身，进而导致信仰的普遍缺失以及人文关怀的淡薄，最终导致人与人，人与自然间的问题层出不穷。

2.1.2 新科学主义产生的历史必然性

17 世纪的科学、哲学和神学之间的关系错综复杂，源于培根的唯科学主义思想最多只是一种倾向，科学还远未达到代替神学的高度。而到了19世纪30年代，法国人孔德创立了实证主义哲学，紧接着英国的密尔和斯宾塞等以此为基础，在心理学、伦理和生物社会学等方面发展了实证主义。19世纪末，以德国科学家和哲学家马赫为代表的新一代实证主义出现。这两代实证主义均致力于统一科学，依仗自然科学改革社会关系和社会，极力促使科学方法进入社会学科和人文学科。孔德试图以实证主义的方式来研究社会，因而创立了如社会动力学和社会静力学这样的学科名称。达尔文根据自己所做的广泛观察和研究提出了生物进化论，从而在生物学界掀起了一场科学主义思潮的革命。斯宾塞等将生物进化理论推广到社会，发展了社会达尔文主义，使科学主义染上了进化论色彩。这种摒弃形而上学、独尊科学的唯科学主义思想对于20世纪以逻辑实证主义为主的唯科学主义思想的泛滥具有较大影响。唯科学主义作为一种社会思潮，在哲学上的典型代表就是逻辑实证主义。逻辑实证主义认为任何一个独立于自然科学之外的学科都是不能存在的，亟待将其纳入科学范畴来提高地位、增强生存能力[3]。到了20世纪60年代，哲学界里又出现了要求将哲学纳入科学的呼声，科学主义的发展进入了新的、重要的发展阶段，国外学术界称之为新科学主义，其主张随着现代科学的发展，将哲学归结为某一自然科学，诸如心理学和神经科学，以科学代替哲学。这样，唯科学主义又以一种自然主义的形态延续下来[4]。

2.1.3 新科学主义的特点与理论基础

哲学史上存在新旧两种形式的科学主义。旧科学主义，即传统的科学主义又分为两种形式：一是主张科学的价值远远超过人文学科部分的价值；二是主张科学的统一。这两种形式在实证主义者孔德和科学经验主义者那里得到了高度的融合，使传统科学主义走向繁荣。而哲学中的新科学主义则是一种自然主义并且只局限在哲学领域。

20世纪实证主义的代表人物罗素和维特根斯坦都从科学领域发展思想，进一步应用到哲学领域。罗素用“逻辑”来分析和解释命题及其关系，提出了所谓的“逻辑原子主义”，其认为逻辑是哲学的本质，只要是真正的哲学问题，都可以归结为逻辑问题。而新的“科学的哲学”的任务就是对科学的陈述进行逻辑的分析，以保证科学体系的逻辑严密性和正确性。不同于只强调全面经验的旧科学主义，罗素坚持的科学主义是基于经验（即原子事实）和逻辑基础之上的。维特根斯坦为当代哲学转向研究日常语言的用法作了开创性的工作，推动了科学主义思潮的反形而上学趋向，其认为新哲学的根本任务是进行语言批判，而不是传统哲学的无谓的争论。语言是表述经验事实的，因而只有经验范围内的事说出来才有意义。哲学的目的即为思想的逻辑显现，其结果是命题的明朗化。罗素和维特根斯坦的新哲学思想孕育了20世纪西方最重要的科学主义思潮，即逻辑实证主义或称逻辑经验主义，其影响力遍及整个社会文化领域，其研究与思考问题的方式占据了现代西方哲学的主流。此外，批判理性主义形成于20世纪20年代，其代表人物波普尔也对新科学主义思潮产生了重大的影响。在方法论上，波普尔批判归纳主义，否认实证主义的可能性，提出可证伪性的科学划界标准，将试错法作为科学方法论的基本出发点。从库恩开始，科学主义开始趋向相对主义和非理性主义，关于科学的哲学逐渐形成。库恩认为科学是由许多相互联系、相互依存的命题、定律和原理所构成的有内在联系的整体，其发展并不仅仅是理论与经验是否一致的问题，实际上还涉及认识论以外的社会学和心理学问题。在研究科学发展的规律时，库恩将科学哲学与科学史结合起来，提出了“历史主义学派”的科学发展模式，并提出了范式的概念（即为在特定时期内，科学共同体所共有的一整套原则、理论、定律、准则、方法以及信念、价值观的总体，是一个包含如科学的、哲学的、社会的、心理的等各种因素在内的综合体）。

总的来说，新科学主义思潮是近代西方科学主义思想在20世纪的自然延伸和发展。这一思潮强调思维的精确性和科学性，认识的理性、确定性和可批驳性，这与现代人文主义和非理性主义有明显的区别。新科学主义是现代西方主流社会统治思想的重要组成部分，其将科学方法用于认识社会，从而导致了社会追求精确性、理性和可操作性的思维方式，这也成为了现代西方社会的根本特征之一。西方社会也因此而建立了较有效率的、实用可行的社会管理和政治体制，这种科学主义思潮经久不衰，成为西方思想的主要支柱之一。

2.2 注疏学与诠释学

2.2.1 经传注疏式的治学范式

我国很多的经典古籍，前人大多做过注释。自秦始皇焚书坑儒后，图书以及学术文献被集中到咸阳城，而项羽火烧咸阳致使大量先秦书籍消失。西汉文景时期开始重新收集古籍，学者们凭借记忆口述摘录，同时随着一部分书籍被找出，原初的学问得以传承。由于种种原因，汉人已经不能完全读懂先秦时期流传下来的典籍，于是有一些人专门为这些古书做注解，注解经书的学问应运而生。这一时期出现了很多著名的注解家，如毛亨、孔安国、马融和郑玄等。汉朝至魏晋南北朝时期，注解古书的范围有所扩展，但由于注解家数目繁多，看法各有侧重，先秦经书的注解一般都比较难读[5]。唐人也不能完全理解汉人的注解，于是又出现了一种新的注解方式，即对注解的解释，这种注释方式称为“疏”，又称“正义”。在南宋以前，注和疏都是单独成书的，到了南宋绍熙年间开始将十三经之汉注唐疏合刊，形成一整套经书及其注文，由此注疏学之称开始使用。

“注疏”是注和疏的并称，指注解和解释注解的文字。自汉以来的释经之书称为“注”，又称传、笺、解、章句；而唐代出现的对注释的解释称为“疏”，又称义疏、正义、疏义。注、疏的内容包括经书中文字正假、语词意义、音读正讹、语法修辞，以及名物、典制、史实等。唐人不仅为先秦的古书进行注疏，同时也为汉以后的其他经书做注解，如司马迁的《史记》在唐代就有司马贞的《史记索隐》和张守节的《史记正义》等注文。宋代的学者也为古书的注解做出了很大的贡献，其中的代表人物朱熹对部分儒家经典做了注释。到了清代，学者们继续钻研先人的注解，去其糟粕取其精华，攻克了很多注疏难题，解决了古代经书注释中的疑难杂症。

历代解释十三经的著作很多[6]，其中就属清代嘉庆年间由阮元主持校刻的《十三经注疏》最为完善，最为世人所看重。《十三经注疏》是方便后人查阅十三经的注和疏以及《经典释文》的注音而合刊成的一部书，其大部分是由汉朝人或魏晋人做的注，唐宋人做的疏。例如，《周易正义》就是由魏晋时期的王弼和韩康伯做的注，唐代的孔颖达做的疏。《十三经注疏》是文史研究工作者经常要查检的书，是华夏文明的核心典籍。中国文籍浩如烟海，目前存世的约十多万种，《四库全书》是这些文籍的精华，其经史子集四部之中，经部又是其精华，而《十三经注疏》则冠列于其经部之首。注疏学一方面解释了古籍，另一方面也传承了文化。在这一过程中，注疏学映射了中国社会特别是文化习俗的各个方面，是文化的载体，同时其体现的实证精神也符合当今学术专业化和精细化的趋势。

2.2.2 创新的现代诠释学范式

诠释学，又称释义学，是一个解释和了解文本的哲学技术。它的词根Hermes源于古希腊语，其意为“神之消息”，这是由希腊神话中诸神的信使赫尔墨斯的名字而来，传说他是一位天性机敏、专司向人们传递诸神信息的信使之神[7]。由此可见，早期的诠释学和对神的信仰是分不开的。

诠释学与中国的注疏学一样，历史悠久。从早期的犹太教释经活动开始，对《圣经》的诠释成为人与神之间的聆听和交流方式。怎样更好地去解释《圣经》的内容，怎样去理解这个包罗万象的世界成为了释义学的主要服务对象，这其中分别包括对文字、经学、寓言和神秘的诠释[8]。到了教父时期（96～750年），希腊神话的诠释理念和传统被应用到对《圣经》的释义当中，由此整个中世纪人们的物质和精神生活都笼罩在对于《圣经》的绝对信仰中。在这个阶段，对于《圣经》的诠释与理解构成了人们所有知识的基础，所以信仰是前提，而诠释只是一个附属。对于《圣经》成书的那个时期，大多数人都缺乏对其基本的认识，可能是因为经文的视域远远超过了时代的覆盖面，因而人们不能完全明白经文的内涵与真谛，只能依靠受训的圣经学者们将《圣经》中的语言与写作技巧翻译成母语，从而基督徒们才能够理解要认同的信念，以虔诚的态度去理解和回应神传赐给他们的启示。当然这其中就免不了有解释的成分，所以时间、地域、文化以及语言的差异都会成为《圣经》释义的难题。宗教改革是西方诠释学发展的一个转折点，改革带来的是对原先教条主义的突破，诠释学的发展打破了信仰的独断性。到了18世纪后半叶，西方诠释学形成了独立的解释系统，无论是索绪尔还是布龙菲尔德，人们都能从这些语言学大家的著作里概括出语言的基本规律。在浪漫主义运动的推动影响下，施莱尔马赫将心理学引入到了理解理论，实现了从神学的《圣经》释义学到哲学的普遍诠释学的转折，创立了当代的诠释学，也为诠释学的现代转化提供了方向。此外，狄尔泰将生命哲学的概念引入到理解和诠释的基础上，将诠释学与人的本质以及生命意义联系起来。这种对诠释学的内在化处理，虽然脱轨于近代哲学的主导路线，但却确认了精神科学的必要性与重要性，奠定了当代诠释学的基本走向。伽达默尔认为科学方法与理解本身都具有普遍性，不能相互取代。诠释学的普遍性使其可被用于本体论的解释中，从而构建了哲学诠释学。

2.2.3 探索新科学主义视角下中医药学的诠释学

随着中国诠释学研究的不断深入，对于中国传统理论的现代化构建的研究已经得到了广泛的重视。中医药学作为一个融合社会科学与自然科学等诸多学科的传统医学理论体系，拥有两千多年注释经典的传统和经验，与诠释学联系紧密，所以中医药学与诠释学的交融已成必然，中医诠释学研究作为中医理论建构研究的分支应运而生[9]。中医诠释学是一门对中医理论进行理解、解释和应用的学科，是在中医传统的注疏学、注解学等研究方法的基础上，将现代的诠释思想和方法进行引入与融合的理论体系。中医诠释学不同于传统意义上的诠释方法，是一种方法论和思辨体系。中医诠释学与传统的中医文献学和注疏学的区别在于，其侧重点不是在于理解和解释什么，而是在于如何理解和诠释。简单地说，就是其他学科的重点是对经典文献文本本身的研究，而中医诠释学不仅要对文本进行研究，还要对其方法、传统和思想等文本以外的相关内容进行研究。

近年来，中医诠释学的发展开始促进一些国内专家审视并且着手从哲学视角对中医药学进行研究。但是由于“西学东渐”的影响，一些中医药研究领域的诠释学明显西化，人们倾向用西方的思维模式、定义和方法等对中医药学进行阐释，这就脱离了中国传统的文化氛围。鉴于上述情况，应该在秉承优秀的中华文化传统的基础上，从新科学主义的视角将诠释学应用于中医药学中，对中医药学进行深入的、系统的、细致的研究，建立一套中国的诠释学体系来研究中医药学，将诠释学作为中医药研究的切入点，将复杂性系统科学作为中医药理论基础研究的突破口，用现代科学和哲学方法论阐释其中蕴含的原理、规律以及辨证论治的哲学思维模式，为中医在临床诊疗、教学和科研等方面注入新的元素。

在中医内科方面，中医内科是中医临床学科的基础和主干，在中医学中占有极其重要的地位。随着科学技术的快速发展，学科间的交流与合作也日益增多，所以对中医内科学中的一些概念、专有名词术语进行阐释，显得越来越重要。一方面需要对中医内科的专有名词进行诠释。中医内科专有名词是指在中医基础理论指导下确定的、具有中医内科学学术特点的、构成学科概念体系的、特有的关于人体生理病理的名词、名称及用语，如阴节、髓海、消渴、萎黄、肾风、癃闭、命门、虚热、实邪和痰饮等。专有名词具有自身特定的内涵、特点和应用范畴，若不能进行准确的解释，必然会影响人们把握的准确度，也会影响中医内科理论体系的构建。借助诠释学及历代医家对这些术语的解释，采用现代文献学、考据学等方法，全面收集查阅相关医学文献，结合临床经验，分析术语原构造者当时所处的历史背景、文化环境及认知角度，进而对这些专有术语进行多层次、多角度的理解和认识，将其转换成科学语言来具体说明，矫正部分古代医学专业术语和概念的歧义性、隐喻性以及模糊性的不足，完善其现代属性，发现传统中医与现代医学的内在联系。另一方面需要对中医内科临床理论进行诠释。诠释中医内科理论应与临床实践紧密结合，坚持以实践为基础，进行流行病学调查，采用数据统计等现代化方法，建立符合时代发展的现代中医诠释体系和中医内科临床应用模型，用模型证明中医诠释学的科学性和在实践中的可行性。

在中医经典方面，很多中医药学的概念、理论是基于诠释学的方法建立起来的。历代中医经典的研究，不外乎就是校勘、注释、翻译以及考证等几个方面，这种研究基本符合诠释过程，而历代都要对中医古籍进行诠释研究的原因主要有以下几点。首先，中医经典是以语言文字形式传承的，由于年代不同以及环境改变，所以含义和使用特点也会有所不同。很多古代的语言文字对于现在而言是难以理解的。其次，中医经典中会有一些中医的专有术语，如“命门”、“癃闭”、“消渴”、“脏躁”以及“萎黄”等，这些术语有其自身的含义和范畴，若不进行清楚的解释，必然会影响人们对经典的理解。再次，语言文字往往是作者的思想、时代的观念及文化背景的一种表现，因此不同的时期、不同的解释也反映出了不同的价值观念。中医经典之所以是经典，一是在于实践的有效性；二是在于后人不断总结前人的经验，结合当时的科学发展水平，对前人的古籍、理论、学说进行诠释、创新。正是历代医家对经典的不同诠释，才使得中医学理论体系有了今天的繁荣。

总而言之，中医诠释学对中医的现代化发展也有着重要的意义和不可替代的作用。首先，中医诠释学对中医理论的研究起了很大的作用。中医理论的产生和发展是人对自然界和人本身不断认知和理解的过程。对中医学进行诠释学研究，实际上就是揭示前人是如何理解自然现象和人体生理病理现象的，了解前人的思维方式及观念，以现代的眼光对中医理论进行审视、解析，促进中医学理论的现代构建。其次，中医诠释学是将中医学的传统理论转换成现代语言的最好方式。中医经历了由古至今几千年的发展与传承，现在面临的是一种文化的蜕变与语言的转化。中医理论问题的实质就是如何将中医传统的语言转换成现代通俗易懂的语言，这就要求诠释者要掌握语言逻辑，并利用语境，结合当时的历史背景，对传统中医理论中的模糊性，隐喻性的描述进行语言的现代转换。可见，中医诠释学是理解中医传统理论的关键，是对其进行现代解读的钥匙。

2.3 中国语与世界语（话语分析）

2.3.1 中国语与世界语的内涵以及话语分析的作用

中国语，又称中文、华语、国语，其他名称有汉文、华文、唐文、唐话、中国话等[10]。汉语是属于汉藏语系的分析语，本身具有声调。汉语的文字系统是一种意音文字，在表意的同时也有一定的表音功能。汉语包含书面语和口语两部分。古代书面汉语称为文言文，现代书面汉语一般指现代标准汉语。现代标准汉语以北京话为标准语音、以北方官话为基础方言、以典范的现代白话文著作为语法规范。汉语是世界上最古老和至今通用语言时间最长的语言之一，历史悠久。根据演变的历史，汉语包括上古汉语、中古汉语、近代汉语以及现代汉语。上古汉语存在于周朝前期和中期，文字记录有青铜器上的刻铭、《诗经》以及部分《易经》。春秋初期，见于记载的诸侯国还有 170 多个，先秦诸子百家在著作中使用被称为“雅言”的共同语。秦统一后规范了文字，以小篆作为正式官方文字。中古汉语使用于隋朝、唐朝和宋朝，可以分为《切韵》涉及的早期以及《广韵》所反映的晚期。瑞典的语言学家高本汉把这个阶段称为“古代汉语”。近代汉语是古代汉语与现代汉语之间以早期白话文献为代表的汉语。例如，《水浒传》和《西游记》等所用的语言即为近代汉语。

世界语是波兰柴门霍夫博士于 1887 年创立的一种国际辅助语言，其目的是通过一种简单易学、普世的第二语言，架起与世界沟通的桥梁，以此来促进世界和平以及国际认知。世界语是在印欧语系的基础上创造出来的一种人造语，吸收了这个语系各种语言的共同性的合理因素，更加简化和规范化，具有声音优美、科学性强、富于表现力的特点。世界语的这些优点，使其比任何一种民族语言都易于学习和掌握。当前世界语已被应用于政治、经济、文教、科技、出版、交通、邮电、广播、旅游和互联网等各个领域。随着世界语的不断推广，越来越多的人认识到世界语作为国际辅助语的作用。中国语作为中国传统的语言有着丰富的历史与文化底蕴，具有鲜明的民族特色。相反，世界语作为通用的沟通桥梁本身简洁易懂，具有强烈的普适性。如何理解这两种相差甚远的语言，如何将特色推向普适，这就涉及研究语言的方法，即话语分析。

话语分析是以大于句子的语言单位为研究对象，通过对实际使用中的语言的观察来探索语言的组织特征和使用特征，并从语言的交际功能和语言使用者的认知特征方面来解释语言中的制约因素。话语分析至今已经有将近60年的历史，由于其能弥补传统语言研究的许多不足，因此其理论和方法被很多语言学家用来研究各种语言，如斯瓦希里语、古希腊语、汉语等。在中国，20世纪70年代末出现了有关“话语分析”的介绍。20世纪80年代末，有关话语分析的译文、介绍性文章和研究文章开始在国内各种语言学杂志上出现[11]。总的来说，20世纪80年代以前对于汉语的话语分析只是零星地见于研究语法的个别问题上，比较深入的专题研究还是在20世纪80年代以后。到了90年代，论文集和专著开始不断涌现。如今已有一批学者专门从事话语篇章的研究。但是目前我国在话语分析上的研究尚未形成一套自己的理论体系，引进多，创新少，缺乏一套行之有效的方法和步骤，并且对口语和书面汉语研究不足，其应用的深度和广度有待进一步加强。尽管如此，话语分析这门交叉学科正处于充满活力，向上发展的时期，在研究语言的特色与内涵上越来越重要。

2.3.2 本土化与国际化

本土化是指一个事物为了适应当前所处的环境而做的变化，通俗的说就是入乡随俗。世界各国甚至不同地区都有属于自己的语言。若想要快速融入当地的生活环境，语言是重要的沟通工具。例如，我国古代的《四十二章经》就是由印度僧人迦叶摩腾和竺法兰翻译佛教经典而来。因此，语言上的本土化能够很大程度上的促进该事物被当地所接受。国际化是与本土化紧密相关的概念，其是指设计和制造容易适应不同区域要求的产品的一种方式，这就要求从产品中抽离所有地域语言，国家或地区和文化相关的元素，也正是日益加速的跨国交流与经济全球化导致了本土化的产生。其实上文中提到的中国语和世界语的应用在某种程度上反映了本土化与国际化的问题。中国语是具有中国特色的，拥有特定文化背景的，而世界语是普适的，所以中国的物质文明和精神文明要传播出去，就要适应目标地区的语言和文化，同样来说，外界的东西要引进来也需要符合我国的语言、文化，这就是本土化的过程。同时中国文化走向国际化也需要像世界语那样有一个通俗的、普适的、简洁的表达可以让不同背景、不同价值观的人们都能了解。中国的传统文化博大精深，而中医药学作为中国传统文化的重要组成部分具有高度的特殊性和复杂性，其相关知识和临床实践很多被记载在经典古籍之中，其中的中国语当然与现代汉语也不一样，因此要被世人所知，离不开诠释的过程。诠释对于传统医学来说不是目标，而是走向国际化不可避免的过渡环节。

2.3.3 保持特色、坚持创新是迈向国际化的关键

随着现代科学技术的飞速发展，中医药学面临着前所未有的机遇和挑战，如何抓住机遇，迎接挑战，将中医药学更好地传承，使其与国际医学接轨，将是21世纪中医药事业发展面临的最艰巨的任务。在这一过程中，保持我国中医药学的特色，在此基础上坚持创新是其迈向国际化的关键所在。

诠释学的思想、理念和方法对于中医药学的研究具有重要的借鉴作用和应用价值，将诠释学运用于中医药学传承与创新的过程中，有利于更好地指导中医理论研究和科研实践。由于诠释学既与认识论相关，又与本体论相关，是思维智慧的结晶，因此已经深入到文学、艺术、宗教、法学和历史学等众多领域。中医学作为中国传统文化的重要组成部分，具有吸纳、融合其普遍性原则的基础和条件。诠释不是用西医解释中医，西医学是众多现代学科中的一个分支，局限于西医学将大大限制中医的学术视野。相反，我国传统医学是一门综合性很强的学科，涉及天文学、数学等。况且中西两大学术体系相去甚远，一些中医基本概念，如阴阳、气等，西医很难去理解。诠释也不是把古医书由古汉语译为现代汉语，因为即使这样，字面上没有的东西仍然没有。诠释应该是找出中医理论原义、深层意义，理清关系，理出条理，用现代语言予以阐明，并作出科学的评价。因此，诠释学是“理解、解释和应用”三位一体的科学。要在当代复杂科学理论的基础上对经典中医文献进行创造性诠释，就必须对中医学概念、学说和理论进行深入细致的理解。要利用现代科学理论和方法对经典中医文献进行解释，可以采取图示和计算机模拟等方法，使其更加形象化，易于被其他学科和现代人所认识和掌握[12]。在此基础上，运用科学原理和理念对其进行阐释和说明，进而实现中医理论的突破与创新。此外，经典的中医文献还具有强烈的实践性，就中医药学而言，实践的有效性是其能够成为经典的重要原因。

我国的中医药学要走向国际舞台，就要像世界语那样具有普适的价值。诠

释学是集“理解、解释、应用”于一体的实践哲学，因此具有广泛的应用价值[13]，可以指导临床实践，提供比过去更稳定、更安全的医疗服务，惠及大众。与此同时也要创新，而想创新就要进行探索和尝试，进行最优的诠释。继承与发展中医药学，应用现代科学方法加以研究和发扬，创立新的学说，赋予其当代的价值，同时扬弃不合理、不科学的内容。中医诠释的过程就是中医学创新、发展的过程，这种开拓创新的新思路既有利于促进中医药学的发展，使其真正地融入到现代医学体系中，也为中医学走出国门、走向世界指明了一条路径。

参考文献

[1] 李醒民．就科学主义及反科学主义答客问．科学文化评论，2004，1（4）：94～106

[2] 李醒民．有关科学论的几个问题．中国社会科学，2002，（1）：1～2

[3] 范中，寇世琪．试析科学主义的产生与发展．自然辩证法研究，1994，（2）：33，34

[4] 唐芳贵．论教育研究中的科学主义倾向．喀什师范学院学报，2002，4：78～81

[5] 蒋礼鸿，任铭善．古汉语通论．杭州：浙江教育出版社，1984：610～614

[6] 十三经是指《易》、《诗》、《书》、《周礼》、《礼记》、《仪礼》、《左传》、《公羊传》、《谷梁传》、《孝经》、《论语》、《尔雅》、《孟子》

[7] 罗志芳．中国的训诂与西方的释义．大连：辽宁师范大学，2012

[8] Werner G. Jeanrond，Theological Hermeneutics：Development and Significance. London：Macmillan，1991：15～21

[9] 王永炎，王飞，杨晗，等．诠释学在中医内科学研究中的应用．中医杂志，2011，52（7）：541～544

[10] 传统华人社会习惯称之为“汉语”，本文一律以汉族惯称“汉语”来表示，国际间常称中文，其他称呼仅限特定人群使用

[11] 其中较有代表性的有陈平的《话语分析说略》、廖秋忠的《篇章与语用和句法研究》、胡壮麟的《语篇的衔接与连贯》和徐赳赳的《话语分析20年》等

[12] 郭蕾，张俊龙．论诠释学在中医理论基础研究中的意义和价值．中医药信息，2006，23（3）：1～3

[13] 王永炎，郭蕾，张俊龙，等．论诠释学与中医学创新．中医杂志，2010，51（7）：587～589

3 中医药医疗保健服务创新的理论与政策

3.1 新公共管理理论

3.1.1 新公共管理理论的起源

新公共管理理论是源于学者们对西方国家新的社会现象的思考而形成的一种理论。在20世纪初期，随着资本主义经济的不断发展，政府在管理上基本处于放任状态，奉行“管的少的政府才是好的政府”的原则。1929年，美国爆发了资本主义历史上最大的金融危机，而后金融危机逐步扩大，升级为全球范围的经济危机。为了使资本主义继续发展，各国政府纷纷开始扩大各自的职能，以美国的“罗斯福政策”为代表。其职能主要体现在社会和经济职能两个方面，经济职能具体体现在政府当局对经济和市场进行大规模的干预，社会职能则具体体现在国家福利制度的制定上。从20世纪中叶开始，西方发达资本主义国家广泛采用“福利国家”制度，运用凯恩斯主义经济理论指导国家的各类经济活动，试图依靠政府的职能来弥补市场的不足[1]，但事与愿违，“福利国家”制度并没有拉动经济的增长和提高社会的满意度，反而造成政府负担过重。首先，由于政府机构不断扩大规模，机构逐渐变得臃肿，加上传统的官僚等级制度造成政府工作效率低下，管理形式僵化单一，反应迟钝，缺乏创造性和灵活性，无法与社会发展相适应，社会舆论要求缩减政府规模，减少政府经费，提高政府效率。再者，20世纪70年代，欧美部分国家历经了两次石油危机，经济停滞不前。但是在这一时期，世界开始进入到后工业社会时代，全球化、信息化和知识经济迅猛增长[2]，人民的参与意识与民主意识开始觉醒与增强，政府改革迫在眉睫。

20世纪80年代，西方国家纷纷进行行政改革，“重塑政府运动”、“政府新模式”、“市场化政府”、“国家市场化”和“企业型政府”都只是对这场改革运动的不同称谓。新的改革思潮和流派不断涌现出来，在此背景下，新公共管理理论应运而生。

3.1.2 新公共管理理论的内涵与理论基础

新公共管理最早起源于英国撒切尔夫人的政府改革，但“新公共管理”一词最早在1990年由英国著名学者胡德提出。不同国家对“新公共管理”的称谓也不尽相同，如“管理主义”、“企业家政府”、“后官僚主义范式”等，但实质相同。严格地说，新公共管理并不是一种学说式理论，而是当代西方各国在公共管理领域中进行的持续改革的思想组合。

在学术界，对新公共管理理论的内涵并没有统一清晰的界定，普遍将其内涵归纳为两种。一种是对新公共管理的本质内容进行提炼和概括；另一种是对新公共管理的表现形式和特征进行分类。1992年戴维·奥斯本和特德·盖布勒在其著作《改革政府—企业精神如何改革公营部门》中，论述了新公共管理具有十项基本原则：掌舵而不是划桨；授权而不是服务；在提供服务的过程中引入竞争机制；改变照章办事的原则，提高组织灵活性；按效果进行财政拨款；致力于满足顾客的需要；追求收益，厉行节约；预防而不是治疗；通过分权进行参与和协作；以市场的力量推动变革。这十项原则也是新公共管理的内容，新公共管理的核心是：引入竞争机制和私营企业的管理方法，使公共物品的供给多元化，以提高政府的效率[1]。由此可见，新公共管理理论注重“3E”(economy、effectiveness、efficiency)，即经济、效益、效率，并将其作为新公共管理的基本目标，让政府机构有效运作，最终促进社会发展、进步和经济持续增长。

新公共管理的理论基础一般包括经济学理论和管理理论两个方面，管理理论主要源于新管理主义；经济学理论中包括新制度经济学中的很多理论，主要包括委托-代理理论、公共选择理论和交易成本理论。

3.1.2.1 新管理主义

新管理主义是在20世纪80年代，以信息革命为背景产生的一套在商业企业管理中比较流行的管理哲学，主要包含以下几个核心的理念：①社会进程主要源于不断增长的生产力；②管理功能对劳动力要素、信息技术、组织技术和生产技术的有效阻止决定了生产力的增长情况；③管理是一项重要、分离且特殊的组织功能，在计划、执行、衡量生产力中起关键作用。新管理主义的基本准则就是让管理者来管理，所以商业的成功越来越依赖高素质和职业化的管理者[2]。

3.1.2.2 委托–代理理论

委托–代理理论是制度经济学契约理论的主要内容之一，建立在非对称信息博弈论基础上，是指一个或多个行为主体，依照一种契约，指定雇佣另外一些行为主体为其服务并赋予其一定权利，然后根据后者服务的质量或数量情况给予其相应的报酬，前者是授权者，也就是委托人；后者则是代理人。委托-代理理论的关键问题在于委托人和代理人之间信息不对称，假设在双方都是"经济人"的前提下，二者在利益不一致的情况下，代理人可能会为了自身利益，不惜损害委托人的利益，最终造成目标的偏差。因此要避免此问题发生，就要建立一套完善的监督机制，设计最优的激励机制，寻求各种激励的影响因素，最终实现目标。

3.1.2.3 公共选择理论

公共选择理论是一门介于经济学和政治学之间的有效学科，是运用经济学的方法分析政治决策如何切实运用的理论。1987 年，丹尼斯·缪勒将其定义为非市场决策的经济学研究。公共选择理论是通过博弈论或决策论进行研究，可见公共选择理论是一门"政治经济学"[3]。假设是在"经济人"的前提下，人们的所有行为都为了自己的利益最大化，那么通过公共选择理论分析政府进行的决策过程，必然会发现政府的工作是低效率的，政府并不总是完全追求社会总体福利最大化，而这种低效率工作的受益者只是一小部分人。公共选择理论解释了"偏好显示机制"在公共决策中的重要性，因此在制定政策时要充分考虑公众的"偏好"，深入考虑、认真分析、有效设计，力争使政策目标实现最大化。

3.1.2.4 交易成本理论

交易成本理论也称交易费用理论，是用比较制度分析方法来研究经济组织制度的理论，1937 年由诺贝尔经济学奖获得者科斯提出[4]。所谓交易成本，就是指为促成交易发生所产生的成本，不同的交易包含了不同的成本，一般包括搜寻成本、信息成本、决策成本、监督成本、议价成本和违约成本。交易成本是由于交易双方存在投机行为、信息不对称、双方不信任及环境不确定等人为和环境因素的影响，造成市场失灵，致使交易困难，从而产生了具有有限理性、不确定性、机会主义和小数目条件等特点，造成交易成本普遍较高的情况。因此要强化产权制度，需要进行合理的安排，尽量降低交易成本的支出。

3.1.3 新公共管理的特征

（1）公共性

新公共管理运动是一场为解决公共问题进行的活动，具体包括公共事务和公共服务。同时，公共管理的权力同其他行政权力一样，由社会和人民赋予。公共管理的实质就是运用公共权力进行公共管理，为实现公共利益服务的过程。

（2）灵活性

新公共管理对政府部门进行撤分和重组，打破了各个部门之间的界限，借鉴私营部门有效的管理方法，提高工作的效率和灵活性。

（3）保证绩效

绩效依赖于公共管部门决策体系的分工和整合度，所以应明确各部门责任，设立明确的目标，制定一套绩效测量标准，严格按照绩效标准进行衡量以保证绩效。

（4）发展竞争和选择

新公共管理主张依靠市场的力量进行政府改革，将市场机制引入公共部门，使公共部门之间、公共部门和私人部门之间进行竞争，切实提高政府的经济效率和行政效率。

（5）专业化管理

“新公共管理”强调，政府要明确自己的目标和责任，即要做什么、怎么做、为谁做。同时，将权力下放，这就意味着管理者在管理的同时也承担着责任。

（6）借鉴私营部门的管理方式

私营部门的效率普遍高于公共部门的效率，因此要将私营部门的管理方式、技术理论模式引入到公共部门中，例如，“新公共管理”运动中的战略管理、绩效评估、顾客至上等手段都是源于私营部门的管理方式。

(7) 提供回应性服务

公共管理部门要对社会和公民始终给予高度的关注，重视人民的需要，强调“顾客至上”的理念，尊重公民的权利，保证公民参与管理。在公共决策时，征求公民的意见，提高公众的满意度。

3.1.4　新公共管理的局限性

新公共管理理论是针对传统的公共行政理论的弊端所产生的，虽然经过了美国、英国等国家的实践检验，并取得了一定成就，但是仍要清醒的认识到没有任何理论是完美的。因此需要冷静的探究新公共管理理论，能够发现其中也存在一些问题和不足。

3.1.4.1　理论基础的局限性

新公共管理作为一种新的管理模式，与之前传统的行政理论有明显的差异。其理论基础并非威尔逊、古德诺的政治——行政二分论和韦伯的科层制理论，而是以现代经济学和私营企业管理理论作为支撑点。但从实际来看，经济学的方法对解决政治问题固然起到了一定作用，但并非所有政治问题都能依靠经济学的方法解决，加上经济学的发展并不是十分完善，将其引入到公共部门中很有可能会产生一系列的问题。

3.1.4.2　“经济人”人性假设的局限性

公共选择理论将政治和经济市场中的个体假设为“经济人”，认为人都是理性的，总是在追求个人利益最大化，一切活动都是以成本-收益为基础开展的，也就是说公共选择理论是将人性假设建立在物质基础之上的[5]，这就意味着“物质”是一切活动的基础。“经济人”会抛开精神观念，放弃道德标准去追求利益，放弃自我，放弃情感，放弃良心，人和人之间不再有信任，人和人之间的交往也是没有任何感情的物物交换。公共部门开始追求自身利益，不再全心全意地投入到公共服务中，完全忽略人的本性，所以这种“经济人”的人性假设也存在很大的局限性和弊端。

3.1.4.3　组织结构的局限性

新公共管理在组织结构上最明显的特征就是将公共服务机构转化为分散的、

小型的执行或半自治化的机构。具体做法就是将一个庞大、臃肿的政府部门分解成许多小的机构，每个组织机构负责一个或几个公共服务。这种组织机构有利于减少政府的规模，抑制官僚制管理的弊端，提高公共服务的利用效率。但由于结构分散，各部门机构间缺乏有效合作与交流，造成部门“碎片化”，最终也会导致行政效率低下。

3.1.4.4 市场化管理的局限性

新公共管理主张“政治市场化”、“经济市场化”，利用市场标准来配置公共资源，将市场竞争机制引入到公共管理中，以减少政府规模，缩减财政开支，减轻政府负担。但是如果过于依赖市场化，则会忽视政府对资源配置的作用，会将新公共管理引入误区。

新公共管理提倡借鉴私营化部门的方法，要将一些公共部门私营化，这些做法会提高部门的行政效率。但公共部门不同于私营企业，由于公共服务的特殊性，因此会受到的更多的关注和政策制约，公共部门私营化后灵活性增加，但新的控制问题也随之出现，即政府如何协调与这些部门之间的关系。于是，政府与非政府行动者的关系又成为公共管理要研究的问题。

3.1.4.5 绩效控制的局限性

绩效管理是管理中永恒的主题，绩效管理也是新公共管理中一个重要的部分。新公共管理理论非常重视政府活动的投入和产出，因此将“绩效”作为政府工作的重要评价指标，作为各个部门机构的主要评价标准。但是各个部门过分强调“绩效”的作用，其作用已经被扭曲，部门为了达到目标，采取了各种急功近利的做法，部门已经完全被经济利益所束缚，最终导致公共服务水平下降，而政府作为公平民主的裁定者的作用也受到削弱。

3.1.5 新公共管理理论在各国的应用

20世纪70年代末80年代初，一场声势浩大的行政改革运动开始席卷全球，这就是新公共管理运动，新公共管理运动最开始是在英国、美国、新西兰和澳大利亚进行，后来扩展到全球范围。

3.1.5.1 英国

英国是新公共管理运动的先行者。第二次世界大战后，英国的高福利政策导致国家负担过重，加上经济停滞不前，失业率不断提高，这些情况造成了社会问题日益凸显。为了解决这些问题，1979 年撒切尔夫人一上台便带领英国保守党政府实行了一系列强硬的改革措施。在内阁办公厅建立“效率工作小组”，任命雷纳为首相的效率顾问，负责对中央政府各部门的工作情况进行调查、研究和评价，拟定提高部门经济水平和工作效率的措施。1983 年，“财政管理创新”改革开始启动，要求建立一个自动化的信息系统来支持财政管理改革[6]。为了解决政府工作效率低下的问题，1987 年颁布《改变政府管理：下一步行动方案》的报告中提出采用企业的管理方法改善政府执行机构，精简中央政府部门，最终提高政府公共服务的质量和效率。

为了更好地改进公共服务的质量，提高公共服务的水平，梅杰在接任首相后，在 1991 年发动了“公民竞争”运动，而后又发布了《竞争求质量》白皮书，将市场和竞争机制引入政府部门，加强政府部门间的竞争，最终达到提高公共服务效率的目的，使人民受益。之后布莱尔政府实施的“第三条道路”则进一步发挥了市场的作用，深化了政府的改革[5]。

3.1.5.2 美国

美国的“新公共管理运动”始于 1978 年卡特政府实施《文官制度改革法》。罗斯福政府时期，为了在经济大萧条后恢复经济，开始奉行凯恩斯的政府干预措施，政府开始承担过多的责任，造成政府负担过重，引发一系列社会问题和经济问题。里根政府时期，政府开始大规模削减政府机构，缩小公共服务范围，成立格鲁斯委员会，推进改革，将市场竞争机制引入到公共部门管理中，减轻政府负担，提高政府效率。

1993 年，克林顿发起一场大规模的“以绩效评估为核心”的政府改革，即“重塑政府运动”（reinventing government movement），成立以戈尔为首的“国家绩效评估委员会”，并发表了著名的“戈尔报告”用于指导改革，力求创建一个“少花钱多办事”的政府。

3.1.5.3 新西兰和澳大利亚

20 世纪 70 年代，新西兰的经济停滞不前，严重影响了社会的发展，1984 年新西兰工党上台执政，政府当局认识到改革的必要性，于是效仿英国的改革路线，也开始对自己国家的公共部门进行了一系列大规模的改革。由于其改革的力度大、系统性、彻底性及成效性，所以新西兰的改革又被称为“改革的典范”、“新公共管理运动的先锋”。新西兰的改革主要包括经济全面自由化改革和政府组织运作方面的改革，几乎涉及了所有的公共部门[7]。通过改革，新西兰的行政效率和经济效率都得到了大幅度提高，经济也开始快速发展，新西兰的改革让世界为之惊叹。

澳大利亚的改革方式和新西兰非常相似，1983 年澳大利亚第一届工党政府上台执政，颁布一系列措施，但并没有有效地发挥作用。直到 1987 年，工党政府进行了一轮改革，包括实行大部制改革；精简政府机构；裁减多余人员；缩减政府开支；引入市场部机制；将国有企业私有化等，这些做法都对减轻政府负担，提高政府的活力起到了很大的促进作用[8]。

3.1.6 新公共管理理论对我国中医药服务创新的启示与意义

西方资本主义国家在新公共管理理论的指导下取得显著的成就。我国国务院新一轮改革的目标是“建立办事高效，运转协调，行为规范的管理体系，完善国家公务员制度。建设高素质的专业化行政管理队伍，逐步建立适应社会主义市场经济体制的、有中国特色的政府行政管理体制”，这就要求我们国家要结合我国基本国情，借鉴新公共管理中的某些思想，吸取其他国家在新公共管理运动中的经验和教训。尽管新公共管理理论还存在一些不足和局限性，但新公共管理理论中的一些看法对我国现阶段的改革仍有很大的参考价值，对我国中医药服务的创新具有重大的意义。

3.1.6.1 在中医药服务管理中引入市场机制

我国中医药服务领域一直存在资金不足的问题，这严重影响了中医基础设施的建设，制约了中医药服务的总体发展。可以借鉴西方国家在新公共管理改革中的做法，将市场竞争机制引入到中医药服务机构中，用市场的力量，实现医疗服务模式的转变。医疗机构也可以采用一些市场手段，允许社会资本进入中医药服务行业，充分发挥社会的力量，激发社会的活力[9]。

在中医药服务管理中引入市场机制，可以打破政府的垄断，实现社会管理主体多元化，既有利于精简政府的机构组织，缩减政府的财政，减轻政府的负担，又有利于提高政府的行政效率和公共服务的质量，增加政府的灵活性，满足人民群众日益增长的医疗卫生需求，最终提高全社会的健康水平[10]。

3.1.6.2 树立以人为本的理念，提高工作绩效

中医医疗服务机构要清楚地认识到其宗旨是“一切以病人为中心”，所以必须要对患者负责，不能只从医生的角度去看待问题，要站在病人的角度，多考虑病人的需要，以患者的身心健康为取向，接受患者及其家属的监督与建议，保证收费的透明度和医疗的安全性。同时，也要求患者及其家属理性就医与维权。

绩效是医疗服务机构工作的核心内容和永恒主题。长期以来，我国的医疗服务机构一直存在着工作效率低下的问题，而在经济快速发展的今天，已经很难跟上时代的步伐。所以有关机构部门在工作中不能只看投入，还要重视产出和结果，建立一套完善的绩效评价标准，从根本上提高医疗服务机构的办事效率和诊疗水平。

3.1.6.3 引入科学的企业管理方法

中医医疗服务机构的管理虽然在目的、对象和模式上与企业管理不尽相同，但是企业管理中的一些方法和手段，如战略管理、目标管理、成本提升、绩效评估、顾客至上等对中医医疗服务机构的管理有很大的借鉴作用，有利于提高医疗机构的经济和行政效率。

同时，中医医疗服务机构的领导者要向企业家学习。企业家能够整合资源，将资源充分利用，得到最优的收益。领导者应该学习企业家的这种能力，进行创新建设，整合公用资源和社会资源，将这些资源进行充分利用，发挥最大的效用，以弥补自身存在的问题[11]，让领导者意识到其在拥有权力的同时，还肩负着责任。

3.1.6.4 树立“顾客至上”的观念，遏制灰色收入

新公共管理理论中的“顾客至上”这一理念借鉴于企业管理，核心是以公共利益为核心，将公众的需求放在首位，把公众的满意度作为政府工作的目标和绩效评价的重要标准，这可以从根本上遏制官僚腐败现象的产生，对我国中医医疗服务机构治理医生灰色收入具有重要的借鉴意义。我国的中医药医疗服务机构要回归公益性质，应从“以疾病为中心”的传统医疗服务模式转变为“以病人为中心”的新的医疗服务模式，诊疗方式也要以“医生为主导”转变成“医生、患者共同参与”。同时还要完善监督机制，加大监督力度，提高中医医

疗服务机构的诊疗水平，保证投诉渠道顺利通畅，从而抑制医生灰色收入现象的发生，有利于建立清廉、高效的医疗服务机构，切实保证人民的健康，提升医院为大众服务的水平，促使中医医疗服务机构的服务质量持续改进。

3.1.7 新公共管理理论的发展—多中心治理理论

多中心治理理论是公共管理领域中一种新的理论，是对新公共管理理论的发展。在多中心治理理论之前，主要有亚当·斯密的市场理论（强调市场在公共事务中的主导作用）和托马斯·霍布斯的国家主权理论（强调政府的绝对主导作用）两种公共管理理论[12]。但随着政府、市场纷纷失灵，这两种传统的公共管理理论的弊端开始暴露出来，人们开始寻求一种新的公共管理理论来处理公共事物，提供公共服务。多中心治理理论在此基础上应运而生，并逐渐发展起来。该理论与传统的公共行政理论差别很大，有其自己的治理逻辑、基本内涵和特点优势[13]。

3.1.7.1 多中心治理理论的内涵

多中心最早由英国的迈克尔·博兰尼在《自由的逻辑》（1951）一书中提出，是指多个权利中心和组织体制治理公共事务、提供公共服务[14]，“多中心”是多中心治理理论的精髓。多中心治理理论是由美国印第安纳大学政治理论与政策分析研究所的奥斯特罗姆夫妇在1998年发表的《公共事物的治理之道：集体行动制度的演进》一文中提出来的，在奥氏的眼中“多中心”一词不仅是一种治理公共事物的模式，更是一种思维方式和价值观念[18]。

第一，在治理的主体上，多中心治理的主体是复合主体。这意味着公共产品和公共事务具有多个提供者，包括政府、社会、企业及各种社会组织等。这与传统的单中心治理不同，单中心治理中，政府作为单一的公共事物处理者，扮演着多种角色，承担着多项任务。多中心治理理论则是反对政府垄断，引入市场和社会的力量，使管理主体多元化，各个主体之间相互沟通、相互协作，处理不同范围的公共问题，最终保证公共物品得到及时的提供，公共事务得到有效的解决。

第二，多中心治理的结构是呈网络状的。多中心治理意味着政府、社会、公民在处理公共事务和提供公共产品上是共同参与的，政府、社会、公民都被这个网络结构所包括。过去的单中心治理会造成政府的垄断，单一的提供方式难以满足社会和公民多样化、多层次的需求，加上政府效率低下，监管力度不强，经常会造成公共产品供给不足。而在多个中心治理的网络中，各方可加强交流，并直接表达自己的要求，在多方提供的公共服务中根据自己的偏好，自由选择公共服务。

第三，多中心的治理方式是“合作-竞争-合作”[15]。多中心治理理论规定，公共事务和公共服务不再由政府单一的提供，政府、社会、公民都可以提供公共事务和公共服务。首先，为了维持一种公共物品的持续产生与使用，提供公共服务和公共产品的各方会进行合作。其次，为了追求自身的利益，人们开始提供更好的服务，给予公民更多的选择权，各方又开始合作，就以这样的方式周而复始地进行着。这种治理方式，有利于公共事务和公共服务的创新，有利于向公众提供效率更高、品质更好的公共产品和服务。

第四，多中心治理理论的目标，即满足公民不同层次、不同类型的需求。公民会根据自身不同的需要来选择公共产品和公共服务。评价公共服务和公共事务的绩效不仅要看其服务的效率，同时更要考虑其是否能满足公民的需要，公民对公共事务和公共服务的满意度是衡量其绩效最重要的指标[16]。

3.1.7.2 多中心治理理论的特点及优势

(1) 主体多元化

多中心治理理论与传统的治理理论最大的不同就是治理主体多元化，这意味政府垄断的局面被打破，政府不再是唯一的供给主体，政府、社会和公民、企业，各种社会组织等机构也都参与其中。

(2) 选择多样性

由于主体的多元化，政府、社会、公民等组织机构都可以提供公共事务和公共服务，避免公共产品或公共服务过量或不足的问题。

(3) 主体均衡

多中心治理中的各个主体之间的地位是平等的，这也就意味着各个主体在治理公共事务和提供公共服务时都具有话语权，不存在各主体间相互管辖的情况。

(4) 主体竞争性

由于公民可以根据自己的需要选择不同的公共服务，所以各主体纷纷利用有利的因素来提高自身的竞争力，以吸引更多的消费者。

(5) 主体合作性

为了公共事务持续的产生、使用、发展以及公共服务的最优利用，多中心治理中各主体间往往会进行合作，有利于公民更好地获得公共事务和公共服务。

(6) 公共决策合理化和有效性

多中心治理中的各主体提供公共服务，治理公共事务时建立了良好的沟通、交流机制，有利于保证公共决策制定、解决公共问题的合理性和有效性。

(7) 自治基础

多中心治理必须有自治基础的存在，即政府公共管理部门应把社会组织、公民的自我管理看作是对政府工作的补充和完善，而不是阻碍其发展的障碍[17]。

3.2 促进中医药服务创新的政策（1949 年至今）

中医药是国家卫生事业发展的组成部分，是中华民族传统文化的瑰宝，为中华民族的繁衍昌盛做出了重要贡献。自新中国成立以来，有关部门一直重视发展中医药事业，制定并出台了多项政策促进和扶持中医药。按照政策重点和目标可划分为四个发展阶段，即“中医科学化”、“西医学习中医”、“中西医结合”和“中西医并重”。各阶段对中医药服务创新的支持政策具体如下。

3.2.1 “中医科学化”阶段（1949～1954）

3.2.1.1 “中医科学化”的提出

20 世纪 50 年代是我国中医药政策初创和探索时期，中医界内部人士针对中医与西医竞争中处于劣势的现状，提出了“中医科学化”的口号。根据我国当时的国情，中央制定了团结中西医，继承发扬我国医药学遗产，为保护人民健康服务的方针。这一时期中医药政策都是围绕这一方针展开的。例如，1949 年毛泽东同志指示“必须很好地团结中医，提高技术，搞好中医工作，发挥中医力量”。1950 年第一届全国卫生会议以团结并改造中西医为中心议题，要求“中医科学化”，将“团结中西医”列为我国卫生工作“四大方针”之一。同年中央人民政府政务院第 49 次政务会议报告中正式提出：中西医应该在“为人民服务”的目标下团结起来并进行改造；中西医均应加强政治与业务学习，真正做到“中医科学化”。

3.2.1.2 “中医科学化”的发展和师带徒制度的建立

自卫生部提出“中医科学化”的具体要求后，1954 年政府进一步提出“重视中医，学习中医，对中医加以研究整理，并发扬光大，这将是我们祖国对全人类贡献中的伟大事业之一”的观点。在中医人才培养方面，国家制定了中医进修政策，壮大中医队伍并且继承和发扬祖国医学。1956 年全国卫生工作会议决定中医带徒弟五十万人，同年卫生部在《关于开展中医带徒弟工作的指示》中明确规定了中医带徒弟的具体政策，从此，我国的中医带徒弟制度正式建立并延续至今。

在贯彻中医科学化的过程中也产生了“领导不集中”、“医疗事故多”和“浪费严重”等诸多问题。1954 年《人民日报》发表了题为《贯彻对待中医的正确政策》的社论，对此前“中医科学化”走向“西医化”的认识误区进行了积极反思，认为发展中医就是“如何通过认真的学习、研究和实践，逐渐使其和现代科学理论相结合，就是要根据现代科学的理论，用科学方法来整理中医学的理论和总结临床经验，吸取精华去其糟粕，使中医理论逐渐和现代医学科学融合，成为现代医学科学的重要组成部分”。

3.2.1.3 “中医科学化”的影响

中医科学化提倡采用西医的先进科学技术与理念知识来阐释中医药学，探索中医药学的未来发展出路，最终实现中西医大融合。尽管中医科学化的思想主张存在武断、偏激和简单等缺陷，但同时也发挥了推动中西医思想相互碰撞的积极作用，切实指出了中医学理论存在的弱点和缺陷，在对中医学内容验证的过程中，也能反映出敏锐的科学意识[18]。总之，中医科学化的提出显现了中医界的创新精神，以及对中西医汇而不通反思的高度重视，为我卫生事业发展奠定了坚实的基础，中医科学化的思路方法在今天也仍具有借鉴意义。

3.2.2 “西医学习中医”阶段（1954~1978）

3.2.2.1 “西学中”的提出

1954 年《人民日报》发表题为“贯彻对待中医的正确政策”的社论，指出：“号召和组织西医学习研究中医学的必要性是毋庸置疑的。”同年中央文委党组在《关于改进中医工作问题给中央的报告》提出了一系列改进中医工作的措施和策略，将我国的中医药事业纳入了国家发展的大政方针[19]。文件指出，“团结中西医，正确地发挥中医的力量为人民保健事业服务，使中医药的政治地位和社会地位得以确立。”其中对改善中医进修问题明确指示，改变了以“中医科学化”为宗旨的中医进修教育方针，使西医学术改造中医的教育向提高中医整体学术水平转化。

3.2.2.2 “西学中”的发展

1955 年卫生部为西医学习中医制定了“系统学习，全面掌握，整理提高”的总方针，总方针明确指出了学习的指导思想、内容和方法，为西学中的开展确立了准则[20]。1956 年初，卫生部针对开展西医学习中医的工作提出改进建议，要求有领导、有组织、有步骤地开展西医学习中医工作，打开西学中的局面，树立西学中的风气。此后西医学习中医运动在全国开展，通过开设西医学习中医在职学习班和西医离职学习中医研究班，让西医学员认识到中医理论体系独特，临床总结丰富，中医大有可学且可以学懂、学通。1958 年毛泽东提出“中国医药学是一个伟大的宝库，应当努力发掘，加以提高”的批示，要求广大的中医工作者和西学中人员深入学习，为探索中医开拓道路。至 1960 年参加各种形式的在职西医学习中医班的学员人数多达 36 000 余人，全国共举办西医离职学习中医班 37 个，参加学习的西医人数达 2300 余人。建立了大批中医门诊部及综合医院中医科和中西医结合病房。

3.2.2.3 “西学中”的影响

“西医学习中医”的运动是在政府介入下开展的，然而政府的介入不仅没有阻碍中医学的发展，反而促进了中医学术的发展[21]。通过正规医学院校的培训学习，将科学研究方法和技术手段引进中医学术领域，提高医务人员利用西医学的知识和中医学的知识进行科学研究的能力，为我国培养了一大批西学中的卫生人才，推动中医走向现代化。中医药政策的制定充分肯定了中医的历史地位和科学价值，明确了其在卫生事业中的重要作用。党的领导人也重视对中医的发展，这时期内，毛泽东同志关于我国中医药工作的一系列论述，奠定了党和国家关于中医药政策的基础。毛泽东同志先后提出的要团结中西医、运用近代科学知识方法来整理研究中医药，中医药是一个伟大的宝库，应当努力发掘和加以提高等重要指示，以及 1978 年邓小平同志提出的“要为中医创造良好的发展与提高的物质条件”的主张，不仅有效地推动了我国中医药事业的发展，也使中医药理论知识不断应用于实践。

3.2.3 “中西医结合”阶段（1978～1991）

3.2.3.1 “中西医结合”的正式提出

1978年党中央提出走中西医结合的发展道路是符合我国医学科学技术发展思路的，要继续贯彻执行“中西医结合”的发展方针。同年，卫生部党组发布了《关于认真贯彻党的中医政策，解决中医队伍后继乏人问题的报告》（中共中央〔1978〕56号文件），报告针对我国当时在中医药发展存在的一些问题，提出了一些建议和措施。重申了党的中医药政策，要求必须纠正对待中医药从业人员的错误态度；同时也提出了对于具有中医特色的医院和学校，要加大支持力度，积极培养新生力量的建议；在中医药研究机构的发展创新方面，提出要继续扶持其发展，不断发展壮大中医特色人才队伍。

3.2.3.2 “中西医结合”的发展

1980年全国中医和中西医结合工作会议，重申党的中医政策和中西医结合方针。提出中医、西医以及中西医结合三支力量都要发展长期并存，要依靠这三支力量，发展具有我国特点的新医药学，推进医学科学现代化。1986年国务院常务会议要求必须把中医摆在重要的位置，中医应和西医同步发展，明确了中医的重要性。国家每年拨给中医补助费1亿元，对加工和生产中药饮片实行免税政策。1988年，为促使中医药更好的发展，1988年国务院批准成立了国家中医药管理局[22]。在国家中医药政策保障下，至20世纪90年代初，全国中医医院发展到2300多所，病床20余万张，中医药科研机构170所，中医和民族医学院校31所，中等中医药学校57所，全国中医药行业人员超过百万。这些成绩对我国中医药服务创新，起到了积极的促进作用，促使中医服务向着更好的方向发展开来[23]。

3.2.3.3 “中西医结合”的影响

“中西医结合”的相关政策对我国中医药的发展和创新起到了重要的推动作用。中西医结合通过运用现代科学知识方法发掘、整理和研究中医药学遗产，丰富了现代医学科学，推动中医学科学现代化，创立具有中国特色和我国社会主义特点的新医药学。一方面保存和发展了我国医疗卫生事业的特色和优势；另一方面，促使中医、西医互相配合、取长补短，努力发挥各自的优势，实现共同发展。但是，由于特定的历史原因，当时的医务人员对中西医结合理解粗浅，在指导方法上存在偏差，使得中医药科学容易陷入中体西用思想的窠臼。中西医结合的出现是医学科学发展的必然规律，符合我国的国情，不论是理论还是方法论，都具有开创性与创新性，为我国中西医结合事业的发展提供了具有科学性与可行性的前提条件。

3.2.4 “中西医并重”阶段（1991 年至今）

3.2.4.1 “中西医并重”的提出

1991 年，全国人大七届四次会议通过《中华人民共和国国民经济和社会发展十年规划和第八个五年计划纲要》，指出“中西医并重”的思想在我国卫生工作中一直占据较为重要的地位。“中西医并重”要求在政治和社会地位上中西医平等相待；在学术上充分重视中医药自身的特点和规律；在组织管理上要充实加强，要赋予中医药事业相对自主权；在发展规划和经费安排上，给中医药事业提供良好的物质基础[24]。

3.2.4.2 “中西医并重”的发展

20 世纪 90 年代末《中共中央、国务院关于卫生改革与发展的决定》继续明确了“中西医并重”的方针，提出要正确处理继承与创新的关系，积极促进中医药理论与实践的发展，实现中医药现代化。继续确定中西医并重的方针，不仅能够正确处理好继承与发展的关系，也能推进中医药的现代化，使中西医共同发展，互相补充，为人民群众提供更加完善的医疗保健服务[25]。十七大报告从关注民生和促进发展的角度出发，不仅提出要建立四个医疗卫生保障体系，使每一个公民都“病有所医”，还重申了要“中西医并重”，特别要重视扶持“中医药和民族医药事业发展”。

这一时期中药服务政策重点在以下三个方面：

(1) 农村中医药政策

2002 年《关于进一步加强农村卫生工作的决定》提出：农村中医药工作应

以党的十六大精神和“三个代表”重要思想为指导，坚持以农村为重点，预防为主，中西医并重。依靠科技与教育，动员全社会参与，为人民健康服务。要进一步深化改革，主动适应社会主义市场经济体制和农村社会、经济发展的要求，按照国家农村卫生工作的总体部署，充分发挥中医药的特色和优势，不断满足广大农民对中医药的需求，为提高农民的健康水平和生活质量，加快农村经济发展和社会进步做出新的更大贡献。要充分利用中医药资源，不断拓宽中医药的服务领域，强化中医药服务功能。坚持突出中医药特色，发挥中医药的优势和作用，用比较低廉的价格，为农民群众提供比较优质的中医药服务。以人才培养为重点，科技进步为依靠，积极推广、应用农村中医药适宜技术，提高农村中医药队伍整体素质、技术水平和服务质量。坚持全面规划，加强领导；增加投入，突出重点；城乡结合，东西部结合；因地制宜，分类指导；点面结合，整体推进；改革创新，稳步发展[26]。该决定有助于发挥中医药在卫生服务中的优势和作用，加快中医药服务创新，推进中医药快速发展。

(2) 民族医药政策

随着我国经济水平和国际地位日益提高，中医药文化作为我国传统医药文化的代表面临良好的发展机遇。2007 年，党的十七大报告中指出了要坚持中西医并重、要扶持中医药和民族医药事业发展。《中共中央、国务院关于深化医药卫生体制改革的意见》（中发〔2009〕6 号）指出，要坚持中西医并重的方针，充分发挥中医药（民族医药）作用。《国务院关于印发医药卫生体制改革近期重点实施方案（2009～2011 年）的通知》（国发〔2009〕12 号）对在医改五项重点工作中发挥中医药作用作出了一系列重要部署。十七届三中全会上，积极发展中医药和民族医药服务的观念也被提出并被采纳。《关于扶持和促进中医药事业发展的若干意见》的出台体现了党和国家重视和支持中医药事业发展的鲜明态度和坚强决心，为中医药事业在新世纪新阶段良好的发展提供了坚实的制度保障，也创造了更好的政策环境。《若干意见》指出要充分认识扶持和促进中医药事业发展的重要性和紧迫性，强调发展中医药事业的指导思想和基本原则，发展中医医疗和预防保健服务，推进中医药继承与创新，加强中医药人才队伍建设，提升中医药产业发展水平，加快民族医药发展，繁荣发展中医药文化，推动中医药走向世界这七个任务[28]。

(3) 中医药服务创新政策

为促进中医药服务创新，《国家中医药管理局关于积极发展中医预防保健服务的实施意见》提出要加强中医预防保健服务人才队伍建设，鼓励具有中医预防保健知识和实践经验的执业医师，提供中医预防保健服务，培养一批以“治未病”为核心理念的健康文化传播、健康管理、健康保险等方面的专业人才；加强中医预防保健服务传播与推广，提高广大群众增进和维护健康的自主行为能力，扩大广大群众对中医预防保健服务的需求；制定完善中医预防保健服务标准与规范，各部门要加强发展中医预防保健服务的有关标准规范的研究，不断完善，形成体系[28]。

2007 年，科技部、国家中医药管理局等 16 个部委局共同制定、联合发布了《中医药创新发展规划纲要（2006 ~ 2020 年）》（简称《纲要》），作为指导今后 15 年中医药创新发展的纲领性文件。《纲要》指出：通过科技创新支撑中医药现代化发展，不断提高中医药对我国经济和社会发展的贡献率，巩固和加强我国在传统医药领域的优势地位；重点突破中医药传承和医学及生命科学创新发展的关键问题，争取成为中国科技走向世界的突破口之一；促进东西方医学优势互补、相互融合，为建立具有中国特色的新医药学奠定基础；应用全球科技资源推进中医药国际化进程，弘扬中华民族优秀文化，为人类卫生保健事业作出贡献[29]。

在鼓励中医药发展的政策措施方面，国家和地方加大了中医药科技经费投入，用以解决中国广大民众“看病难、看病贵”的问题，充分发挥中医药的医疗保健作用。为提高中医药创新发展能力，要努力完善中医疾病防治、养生保健和诊疗技术体系；健全中药现代产业技术体系；丰富发展中医药理论体系；建立国际认可的中医药标准规范体系；构建符合中医药特点的科技创新体系；形成国际科技合作网络体系。这进一步明确了国家加快中医药继承创新，全面推进中医药现代化、国际化发展的战略定位，对于保障人民健康、带动经济增长、调整产业结构、促进区域发展、增加农民收入、弘扬中华民族优秀传统文化均有重要意义，必将为满足我国人民健康需求并造福整个人类产生积极而深远的影响。

3.2.4.3 “中西医并重”的影响

“中西医并重”时期的一系列医疗卫生政策推动了我国的中医药事业的迅速发展。在教学、科研、医疗和文化方面都产生了积极的影响，不仅完善了高校的人才培养体系，培养了大批优秀的中西医结合医师；同时紧密了全国的中医院、西医院和中西医结合医院的联系，丰富了国内国际的学术交流。通过中医和西医的相互碰撞、相互学习、相互合作，在疾病的诊断、治疗、方法和评估上都为中医提供了新的思路和规范化现代化的标准。总之在中西医并重政策下，使得中医在国人心中逐渐取得与西医并重的地位，培养全社会对中医的信任，让社会真正了解中医、认识中医的重要性。

3.3 新医改背景下中医医疗保健服务的新特点与新趋势

随着时代的发展，经济的增长，人们生活水平日益改善，医疗保健需求也不断提高，人们开始追求更有效、更健康的医疗保健方式。同时，为了缓解我国紧张的医患关系，从根本上解决“看病难、看病贵”的问题，新一轮医疗改革强调要结合中医医疗保健服务的新特点，准确把握中医医疗保健服务的新趋势，紧紧围绕实现中华民族伟大复兴“中国梦”，充分认识当前中医药发展的“大势”，并发挥中医药的特色优势，在诊疗中广泛开展中医服务，切实提高人们的健康水平和生命质量。

3.3.1 开展中医药医疗保健服务的指导思想、基本原则和目标

3.3.1.1 指导思想

以邓小平理论和“三个代表”重要思想为指导，深入贯彻落实科学发展观，积极贯彻新时期中药工作的基本方针，以维护人民健康为中心，努力为广大人民群众提供便捷、经济、有效、公平的中医药服务，坚持继承发展与创新发展，市场竞争与政府扶持，近期目标与长远规划相结合的原则，紧紧围绕全面提升中医医疗水平，将中医药产业做大做强，加大中医药人才的培养力度和推进中医药文化建设等任务，建立一套完善的中医药服务体系，促进中医药与经济社会的协调发展，不断提高人民群众的健康水平[29]。

3.3.1.2 基本原则

(1) 与社会经济发展水平相适应的原则

中医药的发展是社会发展的表现，随着经济的发展，一些问题也随之暴露出来。比如人口老龄化速度加快，环境污染严重，人们的生活方式发生改变，疾病谱的改变，慢性病、恶性肿瘤等疾病的发病率上升，这都影响了国民的健康水平，为中医药的发展提出了更高的要求。因此，大力发展中医药，广泛开

展中医药医疗保健服务，可以缓解上述问题带来的危害，最终提高人民群众的健康水平，促进社会健康可持续发展。

（2）统筹规划，适时调整的原则

当前中医药事业正处于不断调整、深化的过程中，因此要充分、合理的配置卫生资源，对中医药机构的布局和类型标准进行科学合理的安排，然后根据其类型、功能来配置适当的床位、设备、人员等。同时，又要根据医疗机构的实际情况进行适时的调整，满足人民群众对中医医疗保健服务的需要。

（3）坚持中西医并重的原则

中医药事业是我国卫生事业的重要组成部分，我国《宪法》中明确规定了“发展现代医药和我国传统医药”，强调了中医受法律保护，并且与西医具有同样重要的地位。国务院下发的《国务院关于扶持和促进中医药事业发展的若干意见》中明确提出，要坚持中西医并重的重要方针，充分发挥中医药的作用，将中医药和西医药两者联合起来，增进人们的健康。

3.3.1.3 目标

建立与社会经济水平相适应的中医药预防保健服务体系；合理配置中医药资源；充分发挥中医药“治未病”的功效，起到预防保健的作用；将中药作为基本药物，将中医作为基本治疗方式，纳入到基本医疗保险中；提高中医药人员的素质和医疗水平，充分发挥中医药预防保健的作用，最终满足人民对中医药服务的要求。

3.3.2 我国中医医疗保健服务存在的问题

医药卫生事业是重大的民生问题，与人民健康密切相关。中医药作为根植于我国五千年历史的传统医学，在保护人们身心健康，提高人民健康水平上一直发挥着不可替代的作用。我国政府对中医药事业始终持着积极鼓励和大力支持的态度，并且出台政策、文件确保中医药事业的发展。但近百年来，西方现代医学突飞猛进的发展，在我国卫生事业中一直占主导地位，对中医药事业造成很大冲击，我国的中医药事业始终处于弱势地位，医疗保健服务仍存在很大问题，新一轮医疗改革迫在眉睫。

3.3.2.1 中医医疗人力资源数量不足，医疗机构作用严重淡化

目前普遍存在西医院数量众多，中医院数量较之严重不成比例的问题。同时中医院治疗率低，危重病人就诊率低的情况，也导致了除了市级以上的中医院的收入比较稳定外，其他中医机构几乎都处于亏损状态。通过对综合医院调查发现，其所设置的中医科作用发挥有限。在某些基层医疗机构中，甚至取消了中医服务，并且目前的中医院诊疗手段，几乎都是中西医相结合，传统意义上的中医院已经不复存在。加之中医医疗机构卫生技术人员数量不足、护理人员严重缺乏、整体从业人员学历偏低、中医药人员比例不足等问题淡化了中医的作用，严重制约了中医药的发展[30]。

3.3.2.2 中医高等院校教育模式不能胜任现代医疗保健服务需要

中医的技能往往“只可心授，不可言传”[31]，几千年来中医就是通过师徒传承延续下来，徒弟跟着老师学习少则几年，多则十几年，因此在历史上造就了一位位名医大家。但是纵观现在中医高等院校，普遍采用西医教学模式，否定了师徒传承的模式，“临证为本，寓教学于实践”的理念并没有转化成实践。在教学中，过分的学习西医科目，忽视中医理论的经典，主要以课堂授课为主，缺少望、闻、问、切等中医临床基本技能的培养，使中医在长期实践基础上所形成的特色和优势开始逐渐丧失，最终造成很多学生理论和实践不能有机结合，出现高分低能的现象，导致很多中医药高等院校的毕业生缺乏中医思维，无法胜任现代医疗预防保健的需要。

3.3.2.3 中医机构中医药特色优势不明显，缺乏核心竞争力

中医机构由于历史和现实的种种原因，没有综合医疗机构的经济、技术和管理经验的积淀，自身定位不清，盲目的模仿综合医疗机构的运作模式，引进大型设备，建设病房楼，造成了中医机构与综合医疗机构服务、设备等方面的同质化。可是中医院的中医执业医师无论在数量上，还是在学历、职称等方面，都远低于同级的综合医院。床位数、床位利用率、就诊率也都无法与同级的综合医院比较。[32]中医医疗机构的中医执业医师的理论和临床基本技能掌握水平不高，一些中医师根本不用“望、闻、问、切”的诊法，或者不开处方，只开中成药，中医医疗机构也没有建立真正意义上的具有核心竞争力的特色专科，导致中医药治疗的特色优势没有充分发挥，难以实现中医药治疗的初衷。

3.3.2.4 中医药服务定价不合理，中医药产业发展落后

中医药的费用总体来说比较低廉，尽管近年来对中医药的技术服务费用进行了上调，但中医药相关服务价格仍处于比较低的水平。中医师所付出的劳动和服务价格完全不成正比，造成了医院的亏损，严重影响了中医院医务工作人员的积极性。近年来，随着中药材的价格不断上涨，中医药价廉的优势受到了削弱，严重阻碍了患者在诊疗过程中使用中医和中药。为此，一些医院为了维持医院的正常运营，开始开展西医的诊疗项目，降低了中医药的使用。此外，中医药缺乏完善的产业链，研发能力低下，知识产权意识淡薄，也都造成了中药产业的发展滞后[33]。尽管中医药现在面临着重要的困难和挑战，但前景是乐观的，随着人们健康观念的改变，人们开始追求更高层次的健康水平和生活质量，逐渐关注中医，使用中药进行保健、美容、减肥和养生。

为了解决上述存在一系列问题，也为了建立中国特色医药卫生体制，实现人人享有基本医疗卫生服务的目标，提高全民健康水平，政府提出了新医改，并于2009年3月17日颁布了《中共中央国务院关于深化医药卫生体制改革的意见》，其后颁布了新医改的重要配套文件——《国务院关于扶持和促进中医药事业发展的若干意见》，国家对中医药事业的重视程度和扶持力度加大，有利于中医药事业的更好发展。

3.3.3 新医改背景下中医药医疗保健服务的新特点

中医药经过了几千年的发展，积累了丰富的知识理论和临床经验，对保护人类健康起到重要的作用。但是近百年来，西方现代医学的快速发展，对中医学造成了不小的冲击，不过随着经济的发展，人们生活水平的提高，新的医学模式的出现，人们开始转变观念，注重养生和疾病的预防，中医药正面临新的发展机遇，开始形成新的特点。

3.3.3.1 新医改有利于中医药医疗保健的发展

十七大报告提出，要扶持中医药和民族医药事业的发展，将中医药的发展提高到一个新的层面。国务院和各部门先后出台了一系列政策文件和规划，包括2008年颁布的《中共中央国务院关于深化医药卫生体制改革的意见》中强调了要充分发挥中医药的作用。2009年颁布的《国务院关于扶持和促进中医药事

业发展的若干意见》是中医药事业发展的纲领性文件。2012 年下发的《卫生事业发展“十二五”规划纲要》中明确了中医药事业发展的指导思想、基本原则和发展目标。2013 年，国务院关于《促进健康服务业发展的若干意见》中更是提出了要全面发展中医药医疗保健服务，具体包括四项主要任务：①所有社区卫生服务机构、乡镇卫生院和 70% 的村卫生室具备中医服务能力；②鼓励零售药店提供中医坐堂诊疗服务；③开发中医诊疗、中医药养生保健仪器设备；④培育国际知名的中医的中医药品牌和服务机构[33]。这些政策无不体现政府对中医药医疗保健的支持和中医药医疗保健服务的广阔前景。

新医改提出了“有效减轻居民就医费用负担，切实缓解‘看病难、看病贵’”的近期目标，以及“建立健全覆盖城乡居民的基本医疗卫生制度，为群众提供安全、有效、方便、价廉的医疗卫生服务”的长远目标。中医药作为我国传统的、具有特色的卫生资源，具有广泛的群众基础，且中医的医疗服务具有价格相对较低、疗效确切、毒副作用小、大型设备和高新设备使用少等特点，是解决上述问题的有效途径，因此，中医药在卫生保健系统中发挥着越来越重要的作用。

3.3.3.2 疾病谱的变化推动了中医药的发展

由于近年来环境污染日益加重，人们生活方式改变，包括不良的生活习惯，如酗酒、吸烟和不健康的饮食方式以及抗生素的滥用，严重影响人民的健康状况，致使疾病谱发生改变。同时我国进入了老龄化社会，一些老年群体易患的疾病也开始逐渐增多，高血压、糖尿病、心脑血管疾病等慢性疾病成为危害人民健康的主要原因。由于中医药价格低廉，疗效确切，安全有效的特点，使得大众对中医药的需求开始逐渐增加，中医药医疗保健服务得以广泛开展。中医药在防治慢性病，传染病和疑难杂症方面具有突出的优势，因此中医药承担了广大人民群众的常见病、老年病和慢性病的预防保健工作。中医强调“治未病”，提倡“未病先防，既病防变”，强调将疾病的重心前移，做到防患于未然，与社区卫生服务中预防为主的思想契合。注重在治疗疾病的同时，也注重人体自身的调养，舒畅情志，对缓解人们的社会压力，形成健康的生活行为方式，提高生活质量等方面具有积极的促进作用。近年来，中医药在应对非典（重症急性呼吸综合征）、甲型 H1N1 流感和艾滋病等事件中也取得了卓越的疗效[34]。

3.3.3.3 现代健康观念有利于中医药的发展

随着社会的发展，生活水平的提高，人们的健康观念开始转变，人们开始追求更高水平的健康要求和生活质量，预防保健和健康养生的意识开始不断增强，正好与中医“治未病”的理念不谋而合。中医养生具有悠久的历史，中草药大都是绿色纯天然的植物或动物，毒副作用少，此外，中医药经过了几千年的传承与发展，积累了丰富的理论知识和临床经验，加上辨证论治的诊疗方式和对症下药的治疗原则，使得中医药疗效确切。

中医讲究“以人为本”，强调人体的统一性和完整性，以“天人合一”的整体观念作为中医药医疗保健服务的指导思想，强调人体本身是一个有机的整体，人体各部分之间是不可分割、相互协调、相互影响的。其次，中医强调人与自然是相协调、相统一的，气候、季节等自然环境因素都会对机体产生生理、病理上的影响。因此中医提倡医疗保健要顺应时节，这些都是中医药在养生保健上的特色和优势，符合人们的需求，是西医无法匹敌的。

3.3.3.4 中医药的诊治方式有利于新医学的产生

中医学强调“以人为本”和整体观念，重视人体本身的统一性和完整性，认为人体是一个有机的整体，人体各部分之间是相互协调、相互影响、相互为用的[35]，强调人和自然之间的和谐和辨证论治的理念，在治疗中不应只着眼于病灶，而是着眼于整个人体[36]。所谓“辨证”，就是将四诊收集来的信息，进行分析、综合、判断，然后辨清病因、病情、病性，从整体角度把握生命与疾病的发展，从发展中诊察人体内部以及人与自然的联系，同时借助现代的医学科学设备进行辅助诊断，帮助更准确的判断病情。而“论治”就是根据“辨证”的结果，遵照人体自身不同的特点，注重疾病转归的根源与规律，根据相应的治疗原则，确定适合的治疗方法，因而避免了割断联系的、静态的认识和分析方法上的缺陷，可见中医的治疗是因人而异的。中医提出不仅要诊察“人之病”，更要诊察“病之人”，强调对人的照顾和关怀的重要性，这与新的医学模式生物-心理-社会医学模式本质上是一致的。

3.3.4 新医改背景下的中医医疗预防保健服务的新趋势

随着社会经济的发展和现代科技的进步，人类生存环境、生活水平发生了很大变化，当前对疾病的诊治已从治疗疾病转变成预防为主。中医医疗保健服务要想在激烈的市场竞争中处于领先地位必须把握中医医疗保健服务发展的新趋势。

3.3.4.1　中医人才的培养更具特色，注重培育岗位胜任力

新医改提出要加强医药卫生人才队伍建设，制定和实施人才队伍建设规划。中医药人才是中医药服务开展的重要保证，是提高中医药治疗水平的关键，必须在以下方面进行改变。首先，中医的医疗服务机构将全方位、多方面吸收高素质、高层次的技术人才，形成人才的最佳结构和整体优势；大量有资质的中医师到养生保健机构坐诊，提供保健咨询和健康调理等相关服务。

第二，培训力度日益加强，中医医疗服务人员的理论基础和临床技能水平不断提高。采用“名师带徒”的方式，传承中医精髓，熟读中医经典，注重临床实践，形成职业素质，培养出优秀的中医药人才。在继承传统的理论和经验的同时，也会结合当前的时代背景和人民群众的健康需要，进行改革创新，以提高中医药的服务能力，增加竞争力，为人民群众健康提供保障。

第三，加强医德医风建设，医务人员人文素养培养和职业素质教育被广泛重视，救死扶伤精神将根植于医务工作者内心。

第四，人才流动的市场机制逐步完善，打破人才管理的单位所有制，创造吸引人才的良好条件，激励各类人才积极参与中药产业发展。

3.3.4.2　中医医疗预防保健服务模式和技术不断创新

为了使中医药可以更好地满足广大人民群众的医疗预防保健需求，中医医疗预防保健服务的模式和技术不断创新。建立以人的健康为中心、家庭为单位、社区为范围、需求为导向、健康文化、健康管理、健康保险三位一体的以预防为主的中医特色医疗预防保健服务模式，建设中医药特色健康社区是医疗服务提供的必然趋势。

中医预防保健特色优势得到充分发挥，中医药方法在疾病预防与控制中积极运用，多种中医诊疗方法综合使用。注重治疗和预防、养生、保健、康复服务的结合，加强服务基础设施建设，完善服务区域设置和相关设施的配备，强化专业技术队伍建设，加大医学科研投入，深化医药卫生科技体制和机构改革，建立可持续发展的医药卫生科技创新机制，在中医和中西医结合研究等方面力求新的突破。与有关医疗卫生机构、科研机构、高等医学院校等深度合作，进行技术创新将成为一种趋势。以“治未病”理念为指导思想，依靠现代科学技术，建立中医预防保健服务的研发机构，开发生产适合我国国情的医疗器械，丰富发展中医医疗保健技术方法、服务模式和产品[37]。同时，随着科技日益发

展，为了适应现代生活的节奏，中医不再只靠感官进行诊断，将作为一门科学继续发展，根据数千年的经验总结规律，把经验转化为知识，最终上升为理论基础。

3.3.4.3 中药饮片管理规范化，配套法制规范更加完善

中药材是中医医疗保健活动得以开展的基本工具，所以中药材的质量尤为重要。新医改强调应规范药品采购和配送过程，合理确定药品价格，保证群众使用药品的可及性、安全性和有效性。为保证中药材的质量，首先，将会从源头做起，规范中药材的种植过程，建立道地药材良种繁殖体系[38]，严格执行国家药品标准和地方中药饮片炮制规范、工艺规程，在每个环节都进行严格把关；严格按照《药品生产质量管理规范》（GMP）要求进行生产，政府加强对高风险品种生产进行监管；其次，在中药饮片的采购、验收、配制、煎煮方面按照制度规范进行严格的管理，确保中药饮片的生产、经营和使用行为规范化；再次，国家、省、市三级药品监管、药品检验检测、药品不良反应监测信息网络顺利建立和完善，最终使中药饮片质量水平有所提高。

鼓励中药企业整合资源，利用现代科学技术，建立先进的中医药生产基地，“品牌意识”逐渐提升，中医药品牌企业数量日趋增多，加大对中药行业驰名商标、著名商标的扶持与保护力度。知识产权保护和技术标准等法规建立并逐步完善，中药产品出口结构得到优化，中药出口产品附加值显著提升，中药企业走出国门，打开海外市场。

3.3.4.4 中医药保健产业将成为我国经济新的增长点

随着社会的进步和经济的发展，人们的生活水平日益提高，养生保健意识不断增强，对中医药医疗预防保健服务的认同度和接受度越来越高，对中医药医疗保健服务和产品的需求也不断增加。中医的“治未病”思想和传统的养生理论源远流长，正是中医药保健产业蓬勃发展的重要优势。

以患者为中心的个性化诊疗是未来医疗保健服务发展的大趋势，用现代科学和传统的养生理论研究，挖掘新资源、新原料、新方法、新工艺是医疗保健产业发展的重要方法。中医学强调“以人为本”和整体观念，重视人体本身的统一性和完整性，认为人体是一个有机的整体，人体各部分之间是相互协调、相互影响、相互为用的，人和自然之间是和谐的。中医的诊疗是因人而异的，依据“辨证论治”的原则，遵照人体自身不同的特点，注重疾病转归的根源与

规律，根据相应的治疗原则，确定适合的治疗方法。这与未来医疗保健服务发展的趋势不谋而合，可见，中医药保健服务和产品的发展符合社会的发展规律，中医药保健产业也将带来新一轮的经济增长。

3.3.4.5　中医药文化的建设不断加强，中医药医疗预防保健服务的贡献力提高

政府对中医药事业的投入和扶持力度将日益增加，保证中医药医疗保健服务能够顺利开展，积极发展中医药服务，在综合医院、乡镇卫生院和社区卫生服务中心（站）将完善设置中医科、中药房，配置专业的中医药技术人员和必备中药。新医改提出要加快建设以社区卫生服务中心为主体的新型城市医疗卫生服务网络，转变社区卫生服务模式，完善服务功能，确保社区卫生服务站和村卫生室都能提供中医医疗保健服务，确保中医药在社区卫生服务中心发挥居民健康“守门人”的作用[39]。在城镇职工基本医疗保证中充分利用中医药基本医疗预防保健服务，发挥中医药的特色优势和作用，同时也将积极引进、消化吸收国内外有关最新成果，丰富中医医疗预防保健服务的内容、方法和手段，不断继承和发展中医预防保健理论和实践。

中医药文化是中华民族的瑰宝，具有非常丰富的内涵，因此加强对中医药相关健康知识的普及和教育已成为趋势，中医医疗保健服务将成为健康新时尚。充分利用网络平台、电视广播、报纸等平台宣传普及中医药养生保健知识，推广科学有效的中医药养生、保健服务，使其能切实保障人民的健康水平，提高中医药医疗预防保健服务的贡献力，最终形成一个中医药事业蓬勃发展的良好氛围。

参 考 文 献

[1] 黄小勇．新公共管理理论及其借鉴意义．中共中央党校学报，2004，(3)：62～65
[2] 王光营．论新公共管理理论及其对中国行政改革的影响．济南：山东大学，2009
[3] 刘艳萍．新公共管理理论与传统公共行政理论的比较研究．西安：西北大学，2011
[4] 丹尼斯·C. 缪勒．公共选择．张军译．上海：上海三联书店，1993
[5] 罗纳德·哈里·科斯．企业、市场与法律．盛洪，陈郁译校．上海：格致出版社，上海三联书店，上海人民出版社，2009
[6] 杨明伟．新公共管理理论述评．四川行政学院学报，2005，(2)：21～24
[7] 陈华栋，顾建光，裴锋．新公共管理理论及实践模式探析．求索，2005，(7)：42～44
[8] 黄小勇．论公共行政理论和新公共管理理论中的“管理”传统．江苏行政学院学报，2008，

(4)：81~86
[9] 唐兴霖，尹文嘉．从新公共管理到后新公共管理——20 世纪 70 年代以来西方公共管理前沿理论述评．社会科学战线，2011，(2)：178~183
[10] 潘顺恩．澳大利亚新公共管理运动的概况及启示．宏观经济研究，2005，(3)：60~63
[11] 王澜明．改革开放以来我国事业单位改革的历史回顾．中国行政管理，2010，(6)：7~12
[12] 赵云．政界视域中医疗卫生领域政府主导的内涵界定评析．中国卫生经济，2010，29 (8)：8~10
[13] 刘文婷．浅谈多中心治理理论．赤峰学院学报（汉文哲学社会科学版），2012，(3)：43，44
[14] 王兴伦．多中心治理：一种新的公共管理理论．江苏行政学院学报，2005，1：96~100
[15] 王飏．和谐社会视角下多中心治理理论的启示．湖南师范大学社会科学学报，2010，(5)：13~15
[16] 王志刚．多中心治理理论的起源、发展与演变．东南大学学报（哲学社会科学版），2009，(3)：35~37
[17] 苗幸．多中心治理理论视角下单位型社区公共服务保障体系研究．武汉：华中师范大学，2011
[18] 弓箭．中西医汇通、中医科学化、中西医结合的历史研究．哈尔滨：黑龙江中医药大学，2013
[19] 卫生部．中医工作文件汇编（1949~1983 年）．北京：中国中医研究院图书情报中心，1985
[20] 梁峻．中国中医研究院院史（1955~1995 年）．北京：中医古籍出版社，1995
[21] 黄永秋．建国初期西医学习中医运动的研究（1955~1959）．广州：广州中医药大学，2006
[22] 国家中医药管理局．中医工作文件汇编（1984~1988 年）．北京：中国医药科技出版社，1990
[23] 国家中医药管理局．中医药工作文件汇编（1989~1993 年）．国家中医药管理局，1995
[24] 李振吉．中西医并重，发展中医药事业．人民日报，2000-4-24
[25] 桑滨生，李振吉．关于中医药继承与发扬的思考．中医药管理杂志，2001，(3)：6~9
[26] 国家中医药管理局．中医药工作文件汇编（2001~2002 年）．国家中医药管理局，2005
[27] 国家中医药管理局人事与政策法规司．中医药相关法规汇编（1982~2005）．北京：中国中医药出版社，2006
[28] 国中医药发〔2009〕20 号．国家中医药管理局关于积极发展中医预防保健服务的实施意见．2009
[29] 中医药创新发展规划纲要（2006~2020 年）．中医药管理杂志，2007，(4)：225~230
[30] 杨永生．关于北京市区域中医药发展规划的研究．北京：中国中医科学院，2012
[31] 葛恒云．我国医改还面临着一系列重要的挑战．中国卫生事业管理，2009，26 (9)：587~588
[32] 陈曼莉．新医改背景下我国基层中医药发展策略研究．武汉：华中科技大学，2011

892 ~ 894
[34] 国务院关于促进健康服务业发展的若干意见. 国发〔2013〕40号
[35] 窦蕾. 促进基层医疗机构中医药服务发展的财政补偿研究. 济南：山东大学，2013
[36] 刘艳萍. 新公共管理理论与传统公共行政理论的比较研究. 西安：西北大学，2011
[37] Santuah F Niagia. Traditional medieine gets healthy recognition. The Laneet，2002，(359)：1760
[38] 国家中医药管理局. 中医预防保健（治未病）服务科技创新纲要（2013 ~ 2020年）. 2013
[39] 国务院关于扶持和促进中医药事业发展的若干意见. 国发〔2009〕22号

4 中医药预防保健服务模式

中医药预防保健服务是以“治未病”为核心理念、以个体健康为中心，采取中医独特的预防保健方法来预防疾病发生、发展的健康服务。中医“治未病”遵循传统“整体观”、“天人合一”的哲学，强调五脏六腑间的协同作用，同时根据个人体质和四时变化，以药物疗法（内服中药、药膳、膏方等）和非药物疗法（针灸、砭石、导引、运动和饮食等）提供长期调理与养生的建议，而且从“未病先防、已病早治、既病防变、瘥后防复”考虑，涵盖预防、保健、医疗、康复等健康服务领域。不过，国家中医药管理局推行中医“治未病”健康工程，强调以健康、亚健康人群为主要对象，实际上将“治未病”服务限定在狭义的范围，即只针对“疾病未生、疾病未发”状态，故而，在《国家中医药管理局关于积极发展中医预防保健服务的实施意见》等文件中“治未病服务”与“中医（药）预防保健服务”等同，有时亦合称为“中医‘治未病’预防保健服务”[1]。

4.1 中医药特色的健康社区模式

4.1.1 社区中医药卫生服务的理论基础

4.1.1.1 中医预防观

(1) 天人相应的预防观

中医的“天人相应”有两层含义。一是人生长发育与生命活动是有规律的。《黄帝内经》提出“人与天地相应”：“天食人以五气，地食人以五味”、“五气入鼻，藏于心肺，五味入口，藏于肠胃”，这里“天”、“地”是指大自然、人类生活环境，“五气”、“五味”即自然界空气中氧气、各种营养素等，指人体吸入氧气、加上消化吸收食物中营养成分，进行物质转换等新陈代谢维持生命活动；又说“女子七岁、男子八岁，肾气实、齿更发长”（生长发育）；女子到14

岁、男子到16岁时“天癸至，故能有子”，进入青春期；女性21～28岁、男性24～32岁“身体盛壮满”达成年期；女性至49岁“天癸竭”、男性至64岁“天癸尽”，步入老年期；“八十岁，肺气衰；百岁，五脏皆虚而终矣。”认为人体一般正常的“生长、发育、衰老、寿终”是有一定的自然规律和应得“人寿年限”的。二是人与大自然的时应关系。《素问·宝命全角论》云：“人以天地之气生，四时之法成。”天地自然是人类生命的源泉，也是人类赖以生存的必要条件。自然界的运动和变化可直接影响人体生理功能与病理变化，如自然界的时令节气，临床上某些疾病的发生和流行常常与时令节气有关。正如《素问·岁露》中曰：“人与天地相差，与日月相应也。”人与天地相应强调了自然界对人体的影响，人体本身在长期的进化过程中逐渐形成了顺应自然的本能。正可谓“法则天也，随应而动。”人只有顺应了自然界时令节气的阴阳变化规律，才能健康地生活。根据四时气候的特点，人们总结出了“春养肝、夏养心、秋养肺、冬养肾”的五脏调养法及“春夏养阳，秋冬养阴”的经验。

（2）形神合一的预防观

《素问·上古天真论》中“形与神俱”是指一个健康人所具备的基本条件，“形神统一”是尽享天年的关键。因此，一要调养心神；二要调摄“精、气、神”。“神”是指精神，即思维运动，感觉运动。形体是气血运行血液的流道，以构成人体一切生命活动的自然功能而言，它们之间是对立统一的不可分割的两个方面，从而形成一个完整的生命体。但中医学认为，形体固然重要，但决定形体的盛衰，其关键往往在精神。《素问·上古天真论》曰：“精神内守，病安从来。”所以说调养心神就成为调摄形体的关键。中医预防医学强调清静养神，古人云：“心静可以调元气，百病不生，百岁可活。”

（3）阴阳平衡的预防观

中医认为“平人，平人者不病，形肉气血必相称也”；“阴平阳秘，精神乃治”（阳，表示功能、兴奋等；阴，表示物质、抑制等）。人体各脏腑组织之间，以及人体内、外环境之间保持“对立统一平衡”，类似现代医学所说的新陈代谢之物质代谢、能量代谢平衡等。如果在某些因素作用下，人体的相对平衡被打破，即“阴阳失调”，也就发生疾病。导致“阴阳失调”因素称“病因”。中医学将病因概括为三大类，即外界因素，如“外感六淫、疫疠之气传染”（天气变化、气候异常以及病源微生物的感染）；体内因素，如“内伤七情”（情志刺激、精神因素）；外伤、劳逸、饮食所伤（社会、生活环境、自身人为因素）等。为预防控制疾病指出方向。

(4) 防治合一的预防观

防病和治病，本来是对付疾病的两种手段，但在中医学中，不仅防中有治，治中有防，而且做到寓治于防、以防为治，寓防于治、以治为防，防治合一而相辅相成，相互为用。例如，药物、针灸本来是中医传统的治病方式，但是也利用其补益正气或驱除邪气的性能发挥其预防保健作用，于是就有“药食同源”之说：人参、黄芪、当归、阿胶、鹿茸等药物常作为保健之品，而板蓝根、大青叶等常作为预防流感的内服药。

4.1.1.2 治未病思想

古人云：“良医者，常治无病之病，故无病；圣人常治无患之患，故无患”（《淮南子·卷十六》）；“圣人不治已病治未病，不治已乱治未乱，此之谓也。夫病已成而后药之，乱已成而后治之，譬犹渴而穿井，斗而铸锥，不亦晚乎”（《素问·四季调神大论》）。“治未病”即未雨绸缪、防重于治，这种思想不仅体现在人体未病之前采取养生保健措施积极预防（即未病先防），同时还体现在一旦患病之后仍应运用各种方法防止疾病发展、传变或复发（即既病防变、病后防复）[2]。

4.1.2 社区中医药卫生服务的主要内容

社区中医药服务遵循中医药自身的规律，根据中医对发病机制的认识，结合运用中医整体观念和辨证论治的相关理论，按照“小病在社区、大病进医院、康复回社区”的就医格局，合理界定社区医疗的服务内容，如图 4-1 所示。

(1) 诊治疾病的范围

内科常见病症、外科与骨伤科常见病症、妇科常见病症、儿科常见病症、皮肤科常见病症、眼耳鼻喉科常见病症和传染病常见病症。

(2) 诊疗手段范围

中药、单方验方、针灸、拔火罐、熏蒸、刮痧、穴位敷贴、中药离子导入适宜技术。

(3) 诊疗模式范围

设立以中医知名专家领衔的社区名中医工作室；开展特色中医专病门诊，比如，脑卒中（中风）专家门诊、颈肩腰腿痛专病门诊；开展中医特色医疗服

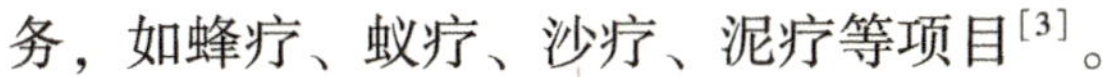
务，如蜂疗、蚁疗、沙疗、泥疗等项目[3]。

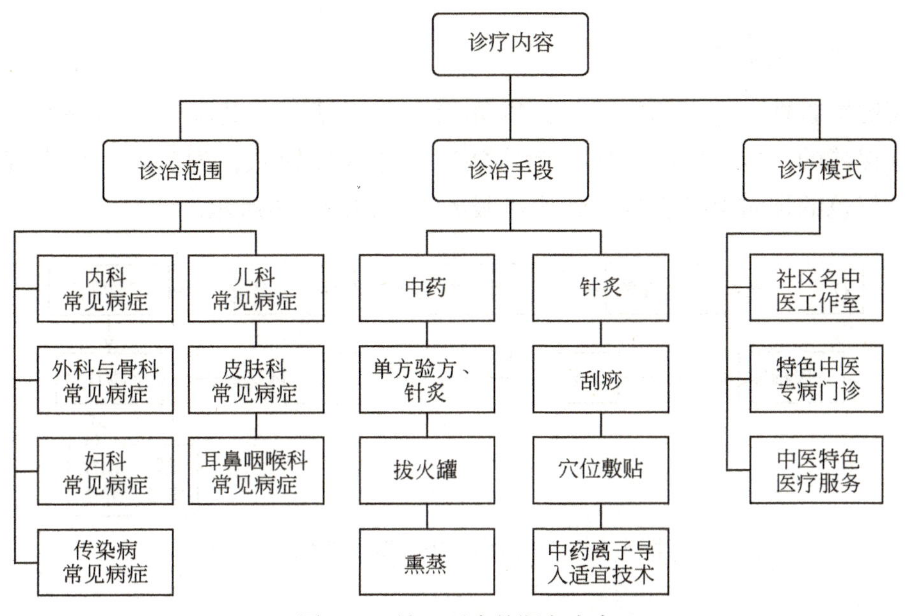

图 4-1　社区医疗的服务内容

4.1.3　社区中医药卫生服务模式的组织形式

组织形式是社区中医药服务模式的支撑系统。社区中医药服务模式的主要组织形式有以下几种，如图 4-2 所示。

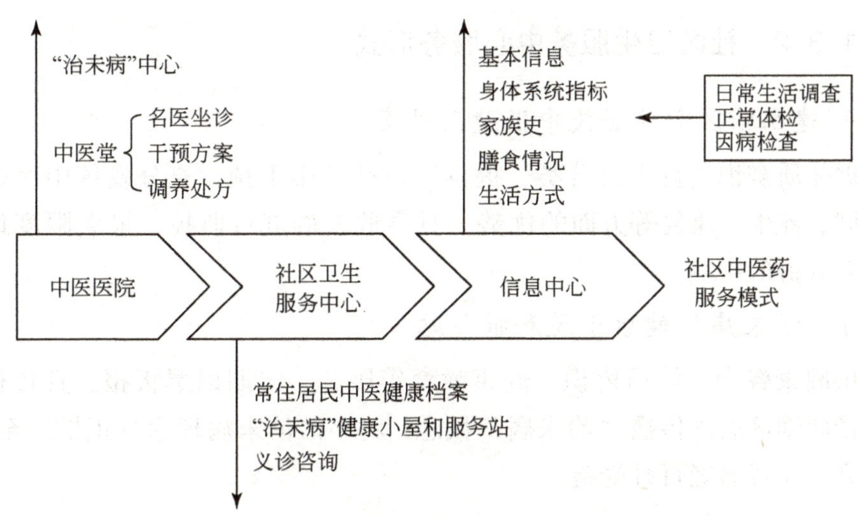

图 4-2　社区中医药服务模式的主要组织形式

4.1.3.1 中医医院服务形式

(1)“治未病”中心

集健康管理、治未病为一体；以健康文化为基础、健康管理为核心、健康服务为保障的三位一体的中医“治未病”健康保障模式，为广大来访者提供富有中医特色的预防保健服务。其诊疗服务流程如图4-3所示。

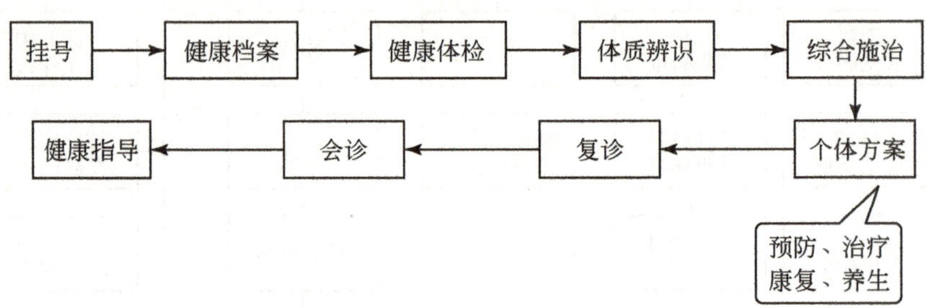

图4-3 “治未病”中心诊疗服务流程

(2) 中医堂

聘请名医坐堂，对来诊者进行体质辨识，提出干预方案，制定调养处方。处方涉及精神调摄、起居调护、饮食调摄、运动锻炼、传统疗法疗养、药物调养。其中精神调摄、起居调护、饮食调摄、运动锻炼等内容以健康教育为主，传统疗法包括针灸、穴位注射、拔罐、刮痧、敷贴、推拿按摩、药物熏蒸、足部按摩等。

4.1.3.2 社区卫生服务中心服务形式

(1) 建立辖区常住居民中医健康档案

根据体质辨识进行人群分类，提供针对性健康干预，充分发挥中医药在预防、保健、养生、康复等方面的优势，对高危人群进行监控，最大限度地降低了疾病对人群的影响。

(2)“治未病”健康小屋和服务站

提供健康咨询、体质辨识、健康教育等服务，定期以黑板报、宣传栏、简报等途径向辖区居民传播“治未病”概念，将中医治未病理念真正推广至社区，走进家庭，让普通老百姓受益。

(3) 义诊咨询

定期举办义诊咨询及健康讲座等，充分利用行业资源、社会资源等，采取多形式、多渠道的宣传手段，向广大社区居民普及中医“治未病”理念，提高社会对中医“治未病”的认知和认可度，并努力使其转化为促进健康的自主行为。

4.1.3.3 信息中心服务形式

1）信息采集途径包括日常生活调查、正常体检（健康体检）、因病检查等。

2）采集的信息中既有患者的年龄、性别、身高、体重等基本情况，也有体检后身体各系统的功能状况、实验室检查指标，更包括家族史、膳食习惯、生活方式（如吸烟、睡眠、体力活动、锻炼、精神及社会因素等）。

3）通过健康信息采集，全面收集个人健康状况信息，为被管理者建立健康档案，进行健康危险因素的分析和评价，及早发现健康危险因素，及时将健康信息内容反馈给医师和被管理者，为治未病预防保健服务提供基础资料[4]。

4.1.4 社区中医药特色卫生服务的支持政策

社区中医药特色卫生服务的支持政策包括人才政策、经费支持政策、经营管理政策等，具体包括如下方面：

(1) 社区中医药服务工作日益受到重视

2006年，国务院下发《关于发展城市社区卫生服务的指导意见》、《关于在城市社区卫生服务中充分发挥中医药作用的意见》，明确指出：合理配置和充分利用中医药资源，完善社区卫生服务机构的中医药服务功能，加强社区中医药人才培养和队伍建设，加强组织领导和管理。2006年和2007年先后召开的全国城市卫生工作会议，都明确提出要“发挥中医药在社区卫生服务中的优势和作用”。2009年，国务院下发《中共中央国务院关于深化医药卫生体制改革的意见》指出，充分发挥中医药（民族医药）在疾病预防控制、应对突发公共卫生事件、医疗服务中的作用。加强中医临床研究基地和中医院建设，组织开展中医药防治疑难疾病的联合攻关。在基层医疗卫生服务中，大力推广中医药适宜技术。采取扶持中医药发展政策，促进中医药继承和创新。

(2) 社区中医药服务网络进一步发展

2006年，卫生部、国家中医药管理局联合印发《城市社区卫生服务中心、站基本标准》后，明确了社区卫生服务机构中医科室设置、服务设施设备和中医药人员的配置标准，要求社区卫生服务中心一是应注册登记中医科（含民族医学），开设中医诊室；二是有条件的应设置中药房，配备一定数量的中药饮片、中成药，中药饮片调剂设备；三是配置常用的中医药诊疗设备，社区卫生服务中心在医师总编制内一定比例的中医类别执业医师，在层次上要求至少有1名中级以上任职资格的中医类别执业医师。各地积极开展社区卫生服务机构中医药科室设置和设施设备配备，不断加强社区中医药服务基础设施条件建设。

（3）社区中医药服务功能进一步完善

2006年已有90%以上的社区卫生服务中心，在提供重要服务的基础上，能够提供针灸、推拿、拔火罐等服务，中药敷贴、中药熏蒸等一批适合社区中医药服务的适宜技术得到推广。同时，丰富多样的中医药养生保健方法在社区中得到推广应用。国家中医药管理局下发的《“治未病”健康工程实施方案（2008~2010年）》中指出：要求增加试点单位的数量，扩大试点单位的范围，逐步向社区卫生服务中心机构拓展。另外，中医“治末病”预防保健服务开展区域性试点，首先在广州、上海等地区开展试点探索，2009年再选择2~3个省份列入试点单位。另一方面，社区中医药服务的领域不断拓宽，从过去以医疗服务为主，转向同时注重预防、保健等“六位一体”的综合服务。

（4）社区中医药服务队伍建设进一步加强

从2006年开始，国家设立中医类别全科医师岗位。2007年，国家中医药管理局和卫生部联合印发了《中医类别全科医师岗位培训大纲》。通过培训使学员掌握全科医学概念和社区卫生服务工作特点，能熟练运用中医药理论与方法，开展中医药预防、养生保健、康复、计划生育技术服务、健康教育和常见病、多发病的诊疗服务，达到中医类别全科医师岗位执业的基本要求。社区卫生服务机构中医药人员数量明显增加。2006年，全国社区卫生服务机构的中医类别医师占医师总数比例已经达到20.2%。通过加强岗位培训，社区中医药人员的素质不断提高。

（5）社区中医药服务的制度不断完善

全国各地建立相应的规章制度，使社区中医药卫生服务步入科学化、规范化的管理轨道，并在实践中不断加以完善。同时，社区中医药卫生服务的管理内容与标准逐步明确，先后制订了每个社区卫生观念服务中心和站点中医人员配置标准，基本设施、人员培训、质控标准和考核评价标准。

(6) 社区中医药“治未病”服务特色不断发展

2008年，国家中医药管理局大力推进“治未病”健康工程，取得了良好的社会效益，出台了《“治未病”健康工程实施方案（2008~2010年）》。2009年，举办了“治未病”高峰论坛，进一步传播“治未病”理念，交流推广“治未病”的最新研究成果及工作经验，探讨完善中医特色健康保障服务模式，推动中医特色预防保健服务体系的构建。2009年，在“十一五”国家科技支撑计划“中医‘治未病’及亚健康中医干预研究”项目的相关课题中，提出了中医特色健康保障服务模式，为“治未病”理念落实于各级医疗机构，特别是社区医疗机构开辟了道路，建立一个既能满足当代人群不断增长的多层次、多元化的健康保障需求、又在经济上可持续发展的社会健康保障体系。2009年，第二届“治未病”高峰论坛上国家中医药管理局竞选确定了两批、共46家“治未病”预防保健服务试点单位。建立健全政府引导、市场主导、多方参与的“治未病”工作运行机制，建立健全“治未病”服务、提供服务技术产品和服务支持的示范体系，初步形成中医特色明显、技术适宜、形式多样、服务规范的“治未病”预防保健服务体系框架。

(7) 中医药适宜技术在农村基层医疗单位得到发展

2007年基层常见病、多发病中医药适宜技术推广项目在200个县级行政区中开展，2008年就已经扩大到1200个县级行政区。另一方面，2008年，中国中医药管理局印发《46个基层常见病、多发病中医药适宜技术推广目录》和《25个基层常见病针灸推拿刮痧技术推广目录》，筛选制定本地区常见病、多发病中医药适宜技术推广目录，编印教材。

(8) 编写《农村中医药工作指南》，指导和规范农村中医药工作

国家中医药管理局先后研究制订符合我国国情的农村中医药服务工作指南，落实“中西医并重”的卫生工作方针，完善农村中医药工作各项政策措施，动员社会各方面共同参与，规范农村中医药中医医疗机构，乡镇卫生院及其中医类别执业医师的专业技术行为。同时，提高中医药服务能力，保证服务质量。另外，加强中医药全行业管理，在中草药资源丰富的地区，研究制定鼓励乡村中医药技术人员自种、自采、自用中草药的政策，并研究开展中草药标准化种植[5]。

4.2 政、产、学、研协作的协同协作管理模式

4.2.1 协作管理的理论基础

随着社会分工的专业化程度的不断细化、公民自主意识的日趋增强、社会自发管理水平的逐步提高，以往的政府信息资源与公共信息资源完全重叠的时代已结束，信息社会需要以全新的理念、方法和手段细致地区别公共信息资源和政府信息资源的异同。实践证明，单一主体的管理方法和手段很有可能导致管理体制上的封闭、机械和僵化，而协作管理的方式具有开放性和灵活性的特征，正好能弥补单一主体管理的缺陷与问题。作为公共信息、资源与政府信息、资源交集的政府公共信息资源独立出来，成为一个专门的研究领域符合社会发展的趋势。政府公共信息资源的公共性特征决定了其管理过程中需要引进多元主体，建立民主性、开放型、协作化的新体制。

德国的哈肯1971年首次提出了协同的概念，并于1976年进行了系统论述。协同就是指元素之间的相干能力，表现了元素在整体发展运行过程中合作和协调的性质。通过每个结构元素之间的协调、协同来形成拉动效应，进而推动事物共同向前发展，对事物双方或者多方而言，协同的结果就是使每个方面获益，进而整体得到加强，共同发展。事物之间属性相互增强，向积极方向发展的相干性就是协同性。协同理论就是依据事物的普遍存在性和矛盾性等规律，研究协同链在动态多变的管理环境下将企业内外部资源进行集成，实现组织内部动态变化的环节，对资源进行合理分配，体现企业经营的均衡发展[6]。

“协作管理理论”是管理理论发展的新阶段，强调“去中心、非权威”的理念，强调政府职能的转型，强调一种政府、企业、第三部门等的多元互动、协作管理，也强调公众直接参与、自发性地进行公共事务的管理，为克服传统机制存在的问题提供了一种新的解决方案[7]。中医药预防保健服务如何发挥传统中医药服务大众的作用，关系到基层社区的中医药医疗机构生存发展的问题。基层社区的中医药医疗机构应当在树立基层社区的中医药医疗服务的理念、基层社区中医药的医疗服务及质量管理等方面来完善，并做好基层社区的中医药医疗市场的服务工作。这就亟须政、产、学、研协作的协同协作管理模式来确保中医药预防保健模式更好地为广大民众提供中医药医疗服务的保障。

4.2.2 协同协作管理模式的主要内容

4.2.2.1 政策保障制度体系

1）建立并完善中医特色预防保健服务体系的配套政策，建立中医特色预防保健服务体系建设的长效机制，确保中医特色预防保健体系建设的投入和合理补偿。选择一些效果好、可及性强、价格低廉的中医预防保健服务项目纳入公共卫生服务，作为公共卫生服务的组成部分；制定中医预防保健服务项目和收费标准并有选择地纳入医保报销目录，为中医预防保健领域创造良好的政策环境。

2）建立中医预防保健机构、人员准入制度。制定中医特色预防保健服务机构的设置标准，从业人员准入标准，对中医预防保健服务机构实行行政许可，对专业技术人员实行资格认证与注册管理，建立定期考评制度，健全有关管理规范，制定运行规则，规范市场行为，为中医预防保健服务的发展提供制度保障[8]。

3）中医药管理部门要主动参与到当地城市社区卫生服务发展规划和相关政策措施的制定工作中去，及时提出有关中医药政策措施的建议，这是《指导意见》赋予中医药管理部门的职责。各级中医药管理部门要认真做好调研工作，客观分析当地社区中医药服务的现状与问题，做好社区中医药服务发展规划，并将该规划纳入到本地区社区卫生服务发展总体规划中去。规划要有针对性和可操作性，要有具体的工作目标和措施。

4）加大对社区中医药服务的支持力度。在各级人民政府每年安排的社区卫生服务事业经费中，各级中医药管理部门要协调同级卫生行政部门安排一定的比例用于发展社区中医药服务，特别要加大对社区卫生服务机构开展中医药服务所需的基本设施设备和人员培训的投入。要相对集中财力，逐步解决本地区社区中医药服务工作中的突出问题[9]。

4.2.2.2 服务产品体系

（1）实现服务技术方法及产品的有机联系

根据中医预防保健服务的需求，按照服务产品体系建设的要求，围绕健康状态辨识、检测监测、信息存贮整合、分析评估、干预调理等环节，以传统中医学和养生学为主体，融合现代科学技术方法，通过发掘、继承、集成、创新，丰富和发展各环节的服务技术方法及产品，并使各环节的服务技术方法及产品有机联系，构成体系。

（2）加强中医预防保健服务规范和产品标准的研究

逐步建立中医预防保健服务的质量控制体系。加强中医预防保健服务效果评价方法和指标体系的研究，科学总结服务效果。加强中医“治未病”的传统理论内涵和现代机制研究，推动“治未病”的学术继承和发展。

（3）建立“治未病”科技创新机制

促进有关医疗卫生机构、科研单位、高等院校、企业之间的合作，整合资源，建立“治未病”虚拟研究院、信息监测网络和系统等协作平台；形成“治未病”科研的新型组织模式，建立预防保健服务与产、学、研、金融等相结合的研发机制，组织研制、筛选、推广一批“治未病”预防保健服务的产品器械设备和技术方法，促进科技成果的转化[8]。

4.2.2.3 人才培养体系

（1）提供中医特色预防保健服务的人员应具有合格的资质

中医预防保健服务的人员应具有执业医师资格或相应的中医预防保健职业任职资格。鼓励具有养生保健康复知识和实践经验的执业医师，提供中医保健服务；培养一批中医药基本功扎实、具有丰富的临床实践经验、掌握中医养生保健知识和技能的医师队伍；培养一批具有养生保健康复基本知识、掌握中医特色技术方法等中医预防保健职业技能的实用型人才。加强以“治未病”为核心理念的健康文化、健康管理、健康保险等方面人才的培训。中医预防保健服务人员，通过国家中医药职业技能鉴定机构培训考核合格后取得相应资格，可在医疗、保健机构中从事中医预防保健服务，但不得开展医疗服务。

（2）制定相应的制度，保障人才的规范化培养

根据中医预防保健服务的特点，研究总结中医预防保健服务专业技术人员及其他专业人才的知识结构、技能要求以及培养方式，制订开展“治未病”所需各类人才的规范化培养计划，编写培训教材。加强中医保健基本知识与专业技能培训，在中医药继续教育项目中增加中医养生保健内容，全面提高中医保健服务的能力。实行中医预防保健专业的职业分化和职业岗位设定，在中医人员中，设立中医预防保健专业系列；在职业技能人员中设立中医职业技能型人

才系列，建立中医预防保健卫生技术人员准入和职业技能鉴定制度。

(3) 创新培养机制，院校教育和岗位培训相结合

在中医院校学生的培养中，加强中医养生保健知识的教育，开展中医养生保健专业人才的培养。引导和促进相关资源的整合，院校教育和岗位培训相结合，建立培训基地，创新培养机制[8]。

(4) 加强中医药预防保健服务人才队伍建设

要求中医药院校开设中医药预防保健专业，进行专业人才方面的培养。同时，对现有中医医疗机构技术人员进行中医药预防保健知识再教育，使之善于利用“简便廉验”的中医药指导病人预防疾病，保健身心。逐步建立和完善岗位培训与院校教育相结合的中医药预防保健服务专业技术人员培养体系[10]。

4.2.3 协同协作管理模式的支持政策

加快中医药协同创新，一要强化规划统筹，部署实施一批协同创新项目，加快服务技术创新、仪器设备研制。二要创建战略联合体，推动高等院校、科研院所、医疗机构、企业及金融机构之间深度合作，打破创新主体间的壁垒，尤其要利用好国家中医临床研究基地这个平台和中药资源普查试点形成的机制，建立产学研技术创新联盟以及区域特色产业创新集群。三要推进制度创新，研究制定促进跨领域、跨产业、跨学科的产学研协同创新政策，加大资金支持，建立中医药科技人才流动机制[11]。

国家中医药管理局组织的《中医药事业发展“十二五”规划》在公立中医医院改革中，全面实施中医药服务百姓健康推进行动，建设国家中医临床研究基地建设和中医药继承创新体系，稳步推进师承教育工作，不断深入改革中医院校教育，加强毕业后教育、继续教育和职业教育。

4.3 多中心治理的健康服务模式

4.3.1 多中心治理模式的理论基础

多中心治理，意味着需要政府和市场的共同参与，实现多种治理手段应用。采取政府垄断或是单纯地依靠市场治理，当政府失灵时被动转向市场，当市场

失灵时寄托于政府调控，是非此即彼、陈旧的思维定势。从本质上来看，属于“单中心的治理”的思想，存在一定缺陷。单一的靠政府来垄断公共事务的治理，会造成公共物品提供的单一性，一切以政府为主，导致政府的权利无限度扩大，行政效率低下，贪污腐败丛生，引发一系列社会问题。而单一的依靠市场，由于市场以“效益、利润”为先，因此在处理公共产品时，必然会本着以“利益最大化”为目的市场行为。无视公共利益的行为就可能出现。但是打破了这种“非此即彼的、传统的局限性思维的”多中心的治理模式则是极力主张处理公共事务的主体应该是：政府、市场和社会组织；公共物品需要配置相应的不同的手段和机制；主张在处理公共事务时，应当充分发挥各方面优势，即有政府公共性作为保障、又有市场高效率的特点，还能发挥第三方的监管作用。这样也就为治理公共物品的产生发展提供了一种合作式的、共治的、新型的公共事务治理模式。

“多中心治理”要求改变政府自身的角色与任务，也就是说“多中心治理理论”要求政府将自身的角色与任务进行转变。1986 年，奥斯特罗姆就曾提出过，在公共物品的生命周期中，以下三种角色——“消费者、生产者以及连接消费者和生产者的中介者”基本都会存在。且在生产公共物品的过程中，以上所述的三种角色分别是由不同的主体来扮演。对政府公共管理和公共服务绩效进行评价，我们不只是看权力的效率，更主要的是要看其能否合理且有效地运用公共资源来满足社会发展以及公民需求。第三方不仅可以有效地表达意愿，还能够积极参与公共事务的治理及评价。这些都不是取决于政府的意愿，而主要是经由其中心的结构设计及安排来决定的，这样就可以让民众参与其中。所以说，“多中心治理”就是指政府角色和任务发生了变化，但公共事物的管理却不再是政府的单一行为。在“多中心治理中”，政府更多的是在其中扮演着中介的角色。由直接管理转变成为了间接管理。也就是政府制定制度中的宏观框架，规定出参与者应该遵守的规则，同时政府需要利用各种手段为公共事物的安排以及公共物品的供应提供强有力的依据和便利。

在 20 世纪 90 年代初期，奥氏所提出的“多中心治理理论”，已然为治理思潮提供了非常重要的思想渊源，并且构成了治理思潮的核心内涵。但治理思潮既是各个国家政府改革后的实践总结，同时又作为一种新的理念，对各个国家的政府改革产生着深刻的影响。在我国从改革开放至今，从政府垄断到市场开放，再到现在的这种第三方参与，正在逐步形成“多中心治理”的模式[12]。

4.3.2 多中心治理模式的主要内容

在对中医药特色的健康社区模式进行管理的过程中，政府发挥着无可替代的作用，同时，市场带来的影响也不容忽视。

(1) 政府主导

多中心治理在合理划分政府、社区职能的基础上，以遵循维护社区利益最优化的前提，政府部门、社区内各类组织与居民等多元化的社区治理主体自觉地对社区公共事务过程。其前提建立在政府职能和社区职能的合理区分和界定之上。社区治理的过程中，基层政府发挥着主导作用，社区居民、市场在参与社区治理过程中，常处于一种被动型参与。这也就需要各级政府的自觉培育和引导，改善自身的管理，转变政府职能。

首先，理顺基层政府与居委会的关系。中医药特色的健康服务模式需要政府理顺街道与居委会之间的关系。就社区治理过程而言，街道的主要职能体现在制定社区发展的政策和法规，采取财政并举的措施支持社区发展，并对参与社区建设的其他主体。而居委会是群众性自治组织，其工作内容和性质主要是对针对社区居民开展。街道与居委会不存在行政意义上下级的关系，街道对居委会的工作进行指导。

其次，改变领导方式。①政府对社区的治理，从管理主导型转变政策引导型的治理模式，提供相关政策鼓励、支持社区发展，为社区建设提供所需要的经费和必要的权利。严格按照“费随事转”和“权责匹配”的原则，充分调动社区居民、社区组织、辖区单位参与社区建设的积极性，并在这一过程中，引导各个治理主体依法参与，共同推进社区和谐发展。②以基层党组织为领导核心，凸显政治指引。充分发挥党组织在社区工作中的领导核心作用，实现社区多中心治理。

最后，培养社会组织。社区非政府组织是政府和居民的桥梁，是政府管理社区的载体。结合当前中医药健康社区的发展现状，集中改革和完善社团成立制度，取消社团的挂靠性，通过实行政社分开，引导社团积极参与社区公共服务，为培育社团创造良好的制度、法律环境。另一方面，协调好街道、居委会、社会组织、群众团体之间的关系，建立各尽其责、相互配合的良性互动机制，保障社区建设的良性运转[13]。

（2）市场共治

从市场治理角度来看，中医药预防保健服务模式应当全面关注和建设基层中医药的服务营销管理理念和管理策略。基层社区中医药服务要巩固和扩大社区医疗市场份额，除了要有过硬的中医药诊疗技术和定时聘请中医专家、提供具有中医药特色诊疗服务外，还需制定适宜于社区医疗的服务营销战略。基层社区的中医药服务根据医疗市场及本社区民众的保健和养身、防病和治病的发展和需要，制定完善的适合社会发展的中医药医疗营销策略。对本社区的中医药医疗市场进行调研、制定本社区的中医药医疗营销的战略和具有中医药特色的医疗营销策略，对本社区的中医药医疗服务策略进行策划，在分析营销环境和竞争优势的基础上，进行市场细分和目标市场选择，最后制定营销组合策略，即产品服务项目、价格、销售渠道和营销方法。为基层社区的中医药机构进行准确的医疗市场定位。建立具有中医药特色社区中医药服务中心，由服务中心向本社区就诊的民众提供包括中医药保健、防病、治病等方面的知识、中药真假鉴别、中药材加上炮制及中药用药方式和方法等一系列的中医药特色服务，市场前景广阔[14]。

国家对中医药社区市场医务人员的需求逐年增加，另外，社区终端医疗机构的医务人员以全科为主，国家、学校、医药企业要重视对这类人群的学术培养。

为适应现代化医学模式的转变和疾病谱的变化，社区健康服务中心创建阶段坚持以医院为依托，以三级医疗保健网络为框架，实行人员互补、专业互补，逐步融入预防、保健、康复、健教等工作，逐步完善社区健康服务中心的服务功能。同时，坚持因地制宜、循序渐进的原则，适应不同地区中医药健康社区需求市场的特点，加强规范化，网络化管理，提高社区健康服务的综合水平。社区健康服务的特殊性对工作人员的综合技术素质要求较高，同时亦需全社会的积极参与和密切配合。随着经济的快速发展，社区居民对健康教育工作提出了更高的要求。为此采用广大群众喜闻乐见，形式多样的方式进行社区健康教育宣传，例如，定期出版卫生宣传专栏，播放健康教育录像片，设立健康教育宣传资料信箱，不定期举办健康知识专业讲座及专题卫生咨询活动等方法向社区居民灌输良好的中医药卫生知识及社区急救常识。在进行家庭访视时，结合社区健康服务的综合与全程的特点把对病人及其家庭进行健康教育宣传工作有机结合起来，建立起居民的“治未病”思想，提高社区居民健康水平。随着医药信息系统建设的普及，电子化的健康社区居民信息更能及时反映居民健康状况的变化，适应新的市场需求，为此，实行电脑联网，形成社区健康服务工作网络化管理，各社区中心与初保办形成一个区域因特网。实行电脑联网，来解决与卫生防疫、妇幼保健等业务部门的数据传输问题，确保各类服务对象得到及时地预防保健服务，防止服务对象的流失，在诊疗活动中，大大地降低医疗风险。保障医疗活动的安全，进一步提高中医药健康社区健康服务质量及工作效率，减轻社区医务人员的工作负担。方便管理部门及时掌握社区健康服务中心各项工作开展的进度、质量等情况，为进行数据分析、业务管理、资源化配置提供科学依据[15]。

4.3.3 多中心治理模式的支持政策

政府日益重视社区中医药服务工作，2006 年和 2007 年先后召开的全国城市卫生工作会议，明确提出“发挥中医药在社区卫生服务中的优势和作用”，加强组织领导和管理。同时，政府做到进一步完善社区中医药服务功能，国家中医药管理局下发的《“治未病”健康工程实施方案（2008 ~ 2010 年）》中指出：增加试点单位的数量，扩大试点单位的范围，逐步向社区卫生服务中心机构拓展。不断完善社区中医药服务的制度，在全国各地建立相应的规章制度，并在实践中不断加以完善。另外，逐步明确社区中医药卫生服务的管理内容与标准，先后制订中医人员配置标准，基本设施、人员培训、质控标准和考核评价标准。

4.4 中医药文化知识、健康行为与环境协同防控疾病的生态健康链构建模式

4.4.1 生态健康链模式的理论基础

（1）中医药文化知识

《周易·彖辞》曰：“关乎人文，以化天下。”文化是人“化”（创造）出来的，又是用以“化”（塑造）人的。中医药在中华民族几千年的繁衍生息过程中由中华民族传统文化孕育而萌芽、生长、成熟，又伴随中华民族生息繁衍而继承、创新、发展，形成了充分保有、真实体现中华民族传统文化精髓的中医药文化，成为中华民族优秀传统文化的重要组成部分，独具特色的世界医药文化，

以及人类健康事业的宝贵文化遗产。

中医药文化是从宏观整体和自然的角度认知、把握、呵护、拯救生命健康的文化，涵盖了中医药机构管理理念、环境形象、器物表征和中医人的核心价值观念、认知思维模式、行为准则与表述方式等多个方面，是中医药学的思想基础和内在精神，是中医药继承创新的灵魂和根本。所以，中医药文化是中华民族文化中本质体现中医药特色优势的精神文明与物质文明的总和[16]。

（2）健康行为理论

近年来，随着健康心理学领域对疾病的关注点从治疗和干预转向对疾病的预防，以及全球性和区域性健康促进战略的全面制定和实施，如美国全民健康促进方案 *Healthy People 2010*，健康行为以及健康行为改变理论越来越受到心理学、公共卫生学、社会学等多学科研究者的重视。

2000 年 Rice P. L 在《健康心理学》一书中指出，健康行为（health-related behavior）指个体为了预防疾病、保持自身健康所采取的行为，包括改变健康危险行为（如吸烟、酗酒、不良饮食以及无保护性行为等）、采取积极健康行为（如经常锻炼、定期体检等）以及遵医行为[17]。

在我国，性病艾滋病、吸烟、饮酒和肥胖等危害国民健康的问题日益突出，例如，截至 2013 年底，我国烟民 3 亿多人，每年有 75 万人死于吸烟导致的各种疾病；同时，根据《2013 AHA/ACC/TOS 成人超重与肥胖管理指南》，我国成人超重和肥胖人数分别为 2 亿和 9000 万，据《中国 0 ~ 6 岁儿童营养发展报告（2012）》城市和农村 5 岁以下儿童的超重和肥胖发生率分别为 8.5% 和 6.5%。但目前我国对健康行为的研究和干预仍停留在流行病学分析和健康教育阶段，缺乏从心理社会角度开展以理论为指导的健康危险行为预防干预活动，由此使预防干预的效果不尽如人意[18]。

（3）环境协同健康管理

所谓社区，是人们进行一定的社会活动、具有社会互动关系和共同文化维系的相对独立的地域社会。社区生活环境可以分为自然生态环境、劳动生产环境、人文环境等几个方面。将社区环境管理与社区健康管理工作进行协同管理是一种新型的管理方式[19]。

环境协同健康管理要求如下：首先，以社区的概念为基础，生态性能、健康管理为主旨，以整体的环境观来组合相关建设及管理要素，建设具有现代化环境水准、生活水准、健康水准，且持续发展的人类居住地。其次，以可持续发展为指导思想，将人性化，居民健康，生态化作为社区创建的宗旨，从规划用地、建筑设计、物业管理等方面均向“绿色”看齐，在实践开发中，遵循建筑美学的审美观，协调人、自然、建筑和社会的审美关系，以绿色经济为基石，绿色技术做支撑，绿色人文为目标，绿色环境为标志，建设以“人性化、健康化”为出发点进行管理和运营的新型居住社区。

4.4.2 生态健康链模式的主要内容

中医药预防保健服务模式的生态健康链模式如图4-4所示。

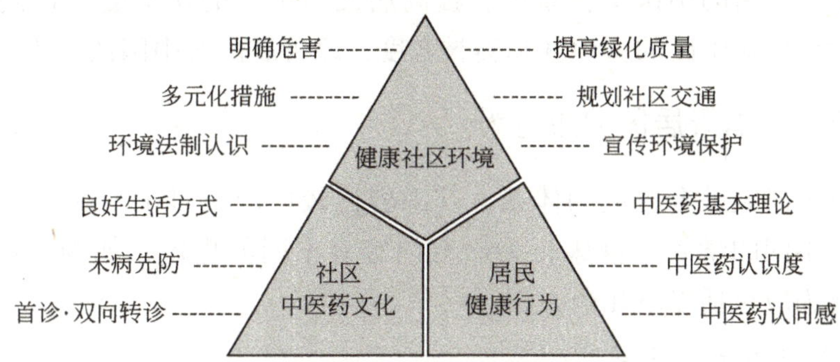

图4-4 中医药预防保健服务模式生态健康链

4.4.2.1 传播社区中医药文化

随着生活水平的提高，人们对如何养生更加关注，而在养生上有优势的中医药慢慢为人们所重视。加之国家对中医药事业发展的支持，电视、报纸、网络上，各种中医药养生知识广泛传播。但社区由于高水平中医药人才缺乏、资金及设备不足，无法在社区进行相关有力有效的文化宣传及建设。而且网络、电视、报纸等渠道注重宣讲中医药养生方法，却不重视中医药文化的建设。片面宣传养生方法，而忽略从根源上让居民了解中医的基本理论及指导思想，造成人们缺乏对中医药的总体认知。文化的重要意义在于潜移默化，润物无声。中医药文化的缺失，使人们对中医药无法形成认同感，无法信赖。据2006年9月王峥、鞠丹丹等针对上海全市所有227所社区卫生服务中心进行的中医药现状调查，居民患病后选择中医药疗法的人数仅占总人数的6.30%，选择西医治疗的占65.97%，选择中西医结合疗法的人数占18.99%[20]。选择中医及中西医治疗的人数明显低于选择西医的人数，这就是中医药社区文化欠缺所导致的人们对中医缺乏认同感的表现之一。社区卫生服务机构要加强中医药的科普宣传，改变目前社区居民中存在的中医只是调理、看慢性病、西医看不好才找中医试试等片面印象，从而提高医药服务需求。强化居民的中医意识，积极参与社区的业余文化活动，把中医药知识融入其中。在社区讲解如八段锦、太极拳和五禽戏等以强身健体为目的的导引术并组织居民学习、锻炼；在社区举办形式多样的中医药健康教育，讲授中医药知识，如医食同源理论及药膳制作；重视中医文化建设，在社区用简洁易懂的方式来普及中医基础理论等。在流行病暴发季节可以及早宣讲中医“治未病”、“正气存内，邪不可干”等思想，发放免费药物或提供中医药疾病预防免费处方，指导疾病防治，以积极的态度和行动营造一种健康、和谐的中医文化氛围，提高居民对中医的认知度与认同感，逐步形成并扩大居民对中医的认识度和美誉态度，改善居民对中国认识[21]。

4.4.2.2 倡导居民健康行为

健康行为研究是个开放的体系，其内容比较广泛，对于不同的研究目的和研究对象，不同的学者对健康行为研究内容有不同的界定，如 Mc Nerney 等认为，健康行为应包括以下几个方面。

(1) 良好的生活方式[22]

良好的生活方式包括规律的作息，正常的休假，常规进行户外活动和身体锻炼（如每天锻炼 30min，每周不少于 3 次）；

(2) 注意行为安全

如性行为的安全、汽车安全带的使用等；

(3) 情绪管理

如保持良好的人际关系，保持乐观豁达的心态、稳定的情绪等；

(4) 避免危害健康的行为

如不吸烟，不暴饮暴食，饮低度酒等；

(5) 体格检查和医学筛查

如定期进行体检，对儿童和孕妇按家规定进行医学筛查等。傅善来等认为，健康行为应包括生活节奏有规律，全面均衡适量营养，适度运动，戒烟限酒，心理平衡等几个方面。

健康行为的影响因素主要有：

(1) 心理因素

自我效能：这种信念决定了个体是否会尝试该工作或该行为，在面对阻碍时其尝试能够坚持多长时间，以及最终获得的成就水平；健康信念：经由个人认知的角度观察其信念与行为之间的关系，强调个体的健康信念形成是人们接受劝导、改变不良行为，采纳健康行为的关键；自我概念；社会支持：可通过鼓励产生直接作用，也可通过改变自我效能产生间接作用，一般认为积极的社会支持会对个体采取健康的行为起到鼓励作用；健康心理控制源：每个人对自己行为方式和行为结果的责任认知或定向。

（2）社会及人口学因素对健康行为的影响

此主要包括性别和年龄、经济收入与受教育水平、媒体宣传[23]等。

中医健康管理的“未病先防、既病防变”、“整体观、辨证观”等诊治原则，有利于实现由“病后治疗”向“病前预防”的转变，促进健康行为，减少疾病。中医药适宜技术所具有的简、便、验、廉的特点，大大减少了医疗费用的支出，方便群众，节约医药卫生资源，从源头上缓解“看病难、看病贵”等问题，是社区居民建立健康行为提供现实可能。中医从古到今已经有几千年的发展，有着极其深厚的历史底蕴以及博大精深的科学内涵，治疗所应用的中草药多来自天然植物、矿物和动物，在健康管理中必将得到广泛利用，受到群众的普遍欢迎和接受，另外，中医诊疗设施要求比较简单，开展中药、推拿、针灸、火罐、敷贴、刮痧、按摩等治疗项目，无需花费大量资金购置大型医疗仪器和设备，便于医生上门服务的开展，充分体现医疗机构的功能价值，有利于促进首诊和双向转诊机制的实施，符合现代提倡的“绿色消费”观念，有利于提高居民的健康行为程度，同时培养健康的消费观念。中医药“治未病”的思想有效贯彻了社区“预防为主”的战略方针；医生走进社区，在相互信任和尊重的基础上提供连续、方便的优质健康服务，利于倡导居民养成健康的生活理念，为中医药特色的生态健康链构建添砖加瓦。

4.4.2.3 创建健康社区环境

社区环境的好坏直接影响居民的健康，同时也是衡量社区健康的重要指标，世界卫生组织（WHO）的一份报告表明，全球约有23%的死亡和24%的疾病是由于环境污染造成的。因此，有益于健康的居住环境是创建中医药特色的健康社区，构建生态健康链的重要组成部分。[24]

（1）明确社区环境危害

社区环境污染易造成危害社区居民的一些慢性疾病，如慢性阻塞性肺疾病

(COPD)；机体免疫功能下降，易造成多个脏器的损害；铅、汞、二恶英等蓄积性强的污染物易引起持续性蓄积危害。为防止社区居民造成不必要的伤害，社区医疗工作者应定期为社区居民进行相应身体检查，详细调查慢性疾病，确定其是否与环境有关。

(2) 实施多元化措施

保护社区环境要发动居民监督管理社区环境，积极改善社区道路拥挤状况，优化与升级现有的污水管网等，使其发挥作用；拆除露天厕所、临时搭盖违章建筑、禽畜舍以及破旧建筑等；配备环卫工人，购置垃圾收集车辆，增加垃圾回收装置的品种与数量。发动社区居民积极参与环境保护过程，使居民了解当前社区环境状况、对人体健康的影响，形成“保护环境光荣，破坏环境可耻”的舆论氛围。

(3) 加强社区环境法制建设的认识

切实理顺执法程序，着重处罚对社会危害性较重的环境违法行为；建立完善环境执法监督机制，保证行政执法合法高效；严格按照法律法规取缔不符合规划的饮食店等设施，并对沿街超标排放的饮食店限期整治。

(4) 合理布局，提高绿化质量

在社区合理地建立固定停车点，取消集贸市场，整治社区环境，建立集中商贸区加强社区绿化。同时，在街道、小区空旷处以及房屋庭院等处种植花草，以乔木为主、灌木花卉类适合北方生长的四季长绿树种相结合，兼顾经济性、实用性，平衡观赏性与实效性。在小溪、池塘等处设置警示牌或护栏，以防社区居民不慎落水，造成不必要伤害。

(5) 规划社区交通

依据社区居民的实际出行情况和公共交通的需要情况在社区周围合理设置公交站，引进出行时需要量较大的公共交通设施，协调社区地理位置与城市公交线路，方便社区居民出行。

(6) 宣传环境保护

社区卫生工作者还可以通过相应的健康讲座、分发健康小册子等途径来宣传环境对人体健康的重要性，提升居民的环境安全的意识，以促进社区环境与居民健康协调，减少某些疾病的患病率。另外，平时做到密切观察社区居民的健康状况，科学研究环境与居民健康的关系，保护居民免受环境中有害物质的侵袭，如：建立家庭健康档案、禁止公共场所吸烟、检查饮水和食品卫生、限制社区居室装潢环境污染等。在进行卫生管理工作时，坚持“以人为本”，坚持服务意识，与社区居民建立良好关系以利更好地开展社区卫生工作[25]。

4.4.3 生态健康链模式的组织形式

将中医养生的观念传输到社区中，由相关卫生部门同房地产开发商共同合作，让中医药走进社区，充分发挥其特色优势。香港荣生集团打造的重庆渝北老年村正是基于这一构想。基于生态健康链模式的渝北老年村在社区建造具有中医药特色的园林，在内种植中草药，社区居民可以在那里进行各种户外运动，如打太极、做老年操等。在中医养生健康园，除了对疾病的诊治处理外，还可运用推拿按摩、针灸、足疗等中医药手段进行日常护理保健。并且可以定期组织有兴趣的居民在园内开展中医药小讲座，介绍中医药治疗的特色和优点，提供预防、保健、康复、健康教育，对处于亚健康的居民进行指导，教授一些简单易行的保健方法，如易操作的按摩和推拿手法等，这些既有益于患者的保健康复，也有益于中医药的推广。

为了实现上述的中医养生健康园组织形式，政府须出台一系列的扶持政策，包括项目审批、土地使用、费用减免、培训用工、医保定点、社会捐助和政府资助等；以及进一步完善加快发展中医药特色卫生服务事业的相关机制。此外，各地要充分利用广播、电视、报纸等新闻媒体，大力宣传社区中医药卫生服务事业，尤其是中医药卫生服务对社区卫生服务的发展以及对解决社区人群看病就医问题的重要意义和先进典型事例，通过舆论宣传、社区教育等多种形式，广泛动员全社会重视养生及医疗卫生问题，增强责任和义务意识，在全社会形成关心支持中医药特色卫生服务事业的风尚[26]。

参考文献

[1] 李震华，许仕杰，曹越，等．中医药预防保健服务体系相关概念及范畴辨析．新中医，2012，(8)：191～192

[2] 黄品贤，张敏．中医药社区服务实践指南．北京：科学出版社，2012：1～3

[3] 施永兴，陈继根．社区中医药服务贡献率应用与评价．上海：上海科技教育出版社，2010：22

[4] 王荣光，施永兴，潘毅慧．社区中医预防保健服务实践．上海：上海交通大学出版社，2011：98～99

[5] 王荣光，施永兴，潘毅慧．社区中医预防保健服务实践．上海：上海交通大学出版社，2011：

7~8
[6] 杨现雷．社区卫生组织协同管理研究．天津：天津大学，2011
[7] 陈婧．政府公共信息资源协作管理研究．天津：南开大学，2010
[8] 许黎珊．构建中医预防保健服务体系的几点思考．中医药管理杂志，2011，(3)：199~201
[9] 严华国．2004~2007年十省（区、市）社区中医药服务情况分析．北京：北京中医药大学，2010
[10] 陈伯梅，阮诗玮，林秀明，等．中医药预防保健现状与对策．中医药管理杂志，2010，(3)：205~206.
[11] 未来将着力加快中医药协同创新［EB/OL］. http：//scitech. people. com. cn/n/2014/0123/c1057-24199733. html. 2014-1-23
[12] 赵丽．多中心治理视角下的药价监控研究．沈阳：辽宁大学，2011
[13] 章程华．多中心理论视角下的城市社区治理研究．上海：复旦大学，2011
[14] 吴志利．基层社区中医药医疗服务的营销策略的探讨．医院院长论坛，2008，(5)：32~35
[15] 古锦泰．统一规划，科学管理，促进社区健康服务工作持续发展．中国初级卫生保健，2000，(6)：32~33
[16] 孙光荣，邱德亮．做中医人，立中医心，践中医行——中医药文化建设的目标、价值与要求．中医药文化，2012，(1)：8~11
[17] Phillip L. Rice. 健康心理学．北京：中国轻工业出版社，2000
[18] 林丹华，方晓义，李晓铭．健康行为改变理论述评．心理发展与教育，2005，（4）：122~127
[19] 艳梅，雷洪．对三峡移民社区环境适应性状况的考察．华中科技大学学报（社会科学版），2001，(1)：76~80
[20] 王峥，鞠丹丹，施永兴，等．上海市224所社区卫生服务中心中医科现状调查分析．上海预防医学杂志，2007，19（12)：608~610
[21] 白世敬，李峰，毛萌，等．中医药参与社区卫生服务存在的问题与对策．社区医学杂志，2013，(3)：29~31
[22] Mc Nerney J P，Andes D S，Blackwel C D. Self-reported health behaviors of osteopathic physicians. JAOA，2007，107（12)：537~545
[23] 闫瑞红，刘蓉，张澜．健康行为及其影响因素研究进展．护理学杂志，2010，(3)：94~97
[24] 黄洁夫，吴晓青，Henk Bekedam. 世界卫生组织代表贝汉卫博士在“环境与健康管理需求研讨会”开幕式上的发言．环境与健康杂志，2006，23（1)：3~4
[25] 龚志媛，林梅．浅谈社区环境对社区居民健康安全的影响．科技资讯，2011，(11)：229
[26] 丁政．南京市江宁区中医药特色社区卫生服务模式构建与创新研究．南京：南京中医药大学，2012

5　中医药预防保健服务的实践与健康表达

5.1　健康文化知识服务——文以载道，转变意识

中医药文化是中华民族优秀传统文化中体现中医药本质与特色的精神文明和物质文明的总和，是中医药学的根基和灵魂，不仅集中体现了中医药学的本质与特色，而且决定了中医药学的历史形成和未来走向。下面从中医药健康文化的实践以及健康表达进行阐述与分析。

5.1.1　健康文化知识服务的实践

5.1.1.1　仁术

从本质上讲，能体现人文精神的思想、理论、知识和行为活动的才能称作文化。恰恰在这一点上，中医药学蕴含着极其丰厚的传统人文精神。“道之大者，拟于天地，配于四海”（《素问·征四失论》），古人认为医道广大，充盈于天地四海之间；认为“医道之大尚矣，其上医国，其下医人”（《儒门事亲后序》）；“夫治身与治国，一理之术也”（《吕氏春秋审分》）。医人之病与医国之病道理相通，故范仲淹有“不为良相，愿为良医”之慨。传统文化称儒术为仁术，同样亦称医术为仁术，两者同具仁爱之心。“医以活人为心，故曰医乃仁术”（明王绍隆《医灯续焰序》）“人命至重，有贵千金”（《千金要方序》）。又如清代徐廷祚写道：“欲救人而学医则可，欲谋利而学医则不可。”认为只有谋利的心淡薄了，良心和责任心才能产生。因此，其一再告诫医家：“医虽小道而所系甚重，略一举手，人之生死因之，可不敬惧乎！”（清徐廷祚《医粹精言胞以为怀》）。历代医家皆以“医乃仁术”为行医宗旨和医德的基本原则。中医不仅仅是治病的医术，而且还是治人的医道。中医不单是治人的病，而且还是治

病的人。这些都是中医“人文精神”之所在。

中国传统文化连绵数千年，在人类文化的各个领域都取得了辉煌灿烂的成就。中医药学不仅与传统哲学、天文学、地理学、生物学、化学，与史学、文学、伦理学、语言文字学，与阴阳、五行、干支、八卦等数术密切相关，而且还充实、发展了这些学科。中医经典著作《黄帝内经》就是集阴阳五行、集天地人三才、集相术、集气学、集象学、集养生学、集人体学等学术之大成的辉煌巨著。今人所著《中医体质学》、《中医气象学》、《中医养生学》、《中医文献学》、《中医康复学》、《中医老年学》等，都是对传统和现代文化的促进和发展。

中医药作为中华民族传统医药，在发展过程中不断汲取中华文化的营养，形成了独具特色的我国非物质文化遗产的杰出代表——医药文化。中医药文化，也就是指有关中医的思维方式、传统习俗、行为规范、生活方式、文学艺术，甚至一些影响深远的事件等。中医是以哲学、宇宙观、生命观为基础，重视人与自然的关系，“阴阳五行、天人合一”的整体观念、辨证论治，“望、闻、问、切”，重视“脉象”的变化；中药有四气五味、升降浮沉、归经、有毒无毒、复方配伍、加工炮制等特点。四气指的是：寒热温凉；五味指的是：酸苦甘辛咸。寒性方面：寒性大于凉性，热性方面：热性大于温性。每味中药的四气五味，是前人总结出来的，没有什么规律。只是使用过程中必须遵循：寒则热之，热则寒之。

5.1.1.2 “治未病”超前理念

中医药文化中的“治未病”理论起源于中国古代的哲学思想，“治未病”概念的提出起源于《黄帝内经》，《素问·四气调神大论》中明确提出：“圣人不治已病治本病，不治已乱治本乱，此之谓也。夫病已成而后药之，乱已成而后治之，譬犹渴而穿井，斗而铸锥，不亦晚乎!”。“治未病”是指疾病初发处于轻浅阶段或疾病处于先兆萌芽状态时实施治疗。《内经》的“治未病”概括起来大致有四层意思即：未病先防、治病萌芽、待衰而刺、既病防变。《黄帝内经》中的“治未病”理论对后世影响深远。《难经·七十七难》在《黄帝内经》的基础上提出了“治未病之脏腑”的观点，即“所谓治未病者，见肝之病，则知肝当传之与脾，故先实其脾气，无令得受肝之邪，故曰治未病焉。”除《黄帝内经》这一中医基础理论巨著外，《伤寒论》中也有不少关于中医治未病思想的论述，尤其是其中的《金匮要略》部分。时至今日，《内经》的“治未病”理论不断得到发掘和补充，实践经验也越来越丰富，对于疾病的防治起到了积极的指导作用。从实际临床效果来看，中医在治疗慢性病上比西医具有更加明显的优势。

《黄帝内经》中提出“圣人不治已病治未病，不治已乱治未乱”（《素问·四气调神大论》），“上工刺其未生者也，下工刺其方袭者也”（《灵枢逆顺》）。唐代大医家孙思邈在《黄帝内经》的基础上，从医学的社会价值层面归纳出“上医医国，中医医人，下医医病，上医医未病之病，中医医欲病之病，下医医已病之病”（唐代孙思邈《千金要方·大医习业》）。这一观点突破了医学本身的社会价值，体现了大医之道的终极价值。其第一层面表述的是：国家治理好了，政治清明、经济繁荣、社会和谐、百姓安居乐业，人民的健康就有了充分的保障；人心治理好了，产生疾病的心理因素和不良生活习惯得到了改善，人们患病的可能性也就大大地减少了。医家治病的水平提高了，许多疾病就能得到有效的治疗。其第二层面表述的是：上等水平的医家能够防治尚未出现的疾病，体现的是疾病预防；中等水平的医家能够把疾病控制在初发阶段，体现的是疾病早治；次等水平的医家能够治疗症状明显的疾病，体现的是疾病治疗。先秦著作《冠子》曾记载了古代医家扁鹊的一则故事，说的就是这一思想：“魏文王问扁鹊曰：子昆弟三人其孰最善为医？扁鹊曰：长兄最善，中兄次之，扁鹊最为下。魏文侯曰：可得闻邪？扁鹊曰：长兄于病视神，未有形而除之，故名不出于家。中兄治病，其在毫毛，故名不出于闾。若扁鹊者，血脉，投毒药副肌肤间，而名出闻于诸侯。”古人认为能治“未”病者为上工，今人则认为能治“危”病者为上工。一字之变更，大道遂不显。中医“上工治未病”的思想与传统文化中其他学科的精神是一脉相承的。古代军事上主张“百战百胜，非善之善者；不战而屈人之兵，为善之善者也”。政治上讲“圣人者，常治无患之患，故无患也”，主张“治国君民，教学为先”等，都体现了孔子“吾道一以贯之”的重在防患于未然的思想[1]。由此可见，古人谈的是医道，今人谈的则是医学。古代中医谈的是医学终极价值，现代人谈的多是医学的经济价值。

由“治未病”理论延伸出来的中医药预防保健是指在中医“治未病”为核心理念指导下预防疾病、养生保健的理论认识和技术方法，是中医药学的重要组成部分。中医预防保健服务是指在固定场所由专业人员在中医理论指导下，运用相关技术、手法、产品及知识等，以满足服务对象保养身心、改善体质、预防疾病、辅助治病和促进康复的需求。预防保健是人们非常熟悉的健身强体的有效方法，这标志着人类社会在满足精神、物质需求的同时，更注重生活的质量，关注身体的健康；中医预防保健尤为珍贵，人们在现实生活中认为要依靠个体的自觉精神活动。一是要排除外来干扰使人的心性回归自然本真的和谐，如“不尚贤”、“不贵难得之货”、“不见可欲”，“我守其一，以处其和”等；二是要通过“养中”、“养和”的精神活动来自主营造一个和谐的身心环境[2]，如“且夫乘物以游心，托不得已以养中，至矣”[3]；“正汝形，一汝视，天和将至，摄汝知，一汝度，神将来舍”[4]。《黄帝内经》继承和发展了道家的观点，非常重视保持人体身心、形神的和谐，七情是致病之要因，要避免情志过极对身体产生不良影响，就要调摄精神，保持内心的和谐，从而保养真气。《素问·上古天真论》云：“是以志闲而少欲，心安而不惧，……，高下不相慕，其民故曰朴”，“嗜欲不能劳其目，淫邪不能惑其心”，“外不劳形于事，内无思想之患，以恬愉为务，以自得为功，形体不敝，精神不散”。《素问·阴阳应象大论》中也提到：“为无为之事，乐恬淡之能。”保持心境平和清静，减少欲念，同时做到愉快舒畅，如此修身养性，保持内心的和谐，故而“恬淡虚无，真气从之，精神内守，病安从来”，如此才能得享天年。

5.1.1.3 文化传播

随着西方医学的不断发展和完善，中医药学在现代社会中面临着巨大的挑战，被质疑是“伪科学”。中医药学是在中华民族传统文化深刻影响下形成的，专门研究人体生理功能、病理变化、疾病的诊断、治疗，以及养生、康复的一门知识体系[5]，它潜移默化的传承和发展需要良好的社会环境。中医药文化的传播有利于中医知识的普及和推广，为中医学的传承和发展创造良好的舆论导向，从而促进中医学的传承和发展。当前，我国正努力开展中医药文化传播活动，不断地扩大中医药文化的影响力。国家中医药管理局开展的“中医中药中国行”活动以及中里巴人的《求医不如求己》书籍等都成为了中医药文化传播的有效载体和路径。但是，由于缺乏对中医药文化的正确定位，中医药文化传播市场良莠不齐等因素的影响，中医药文化传播现尚未形成合力。其中由于缺乏中医药文化传播的准确定位，导致许多传播载体和传播路径偏离了中医药文化传播的初衷。例如有些中医药义诊活动声势浩大，但仅仅是走过场式的宣传，没有达到传播真正的有效性和持久性，缺乏实际意义。因此中医药文化传播必须拥有清晰的定位，次序分清轻重缓急，抓住重点和核心，从而充分挖掘和把握中医药文化的核心，达到中医药文化传播的根本目的，强有力地推动中医药事业的发展。西方医学自进入中国以来就得以快速传播，对中医药文化产生了巨大的冲击。西方医学采用人体解剖、医学影像等客观可见的方式让人们信服西医，从而达到快速传播的效果。在西方医学的冲击下，当前中医药文化传播却仅为宣传效果而传播，在临床诊断中运用较少，从而使人们对其防病治病的医学价值产生了质疑。由此可见，在医疗活动中增加运用中医药的比例，通过中医药自身疗效赢得人民群众的口碑，是推广中医药、传播中医药文化的有效路径。渗透教育是一种教育方式、途径和原则，其核心思想是强调潜移默化和润物无声。中医药文化渗透教育正是通过潜移默化、润物无声的特点让人们接受和认可中医药，达到传播的目的。中医药文化传播与文化艺术作品的结合，是中医药文化渗透的有效传播路径之一。同时可以通过中医医院建筑造型、布局分区等外在形象建设和医院价值观、道德伦理观等内在文化建设上体现中医药文化，使病人诊疗的过程也成为是中医药文化传播的过程，这些形式多样的文化传播路径体现了渗透教育潜在性、易于接受性的特点，也反映了加强中医药文化渗透及教育的可行性和有效性[6]。

5.1.2 健康文化知识服务的健康表达

5.1.2.1 长期沉淀，资源丰富

对人类文化发展的贡献大小，是决定文化软实力强弱的一个非常重要的指标。根据软实力发挥作用的效果情况，国家软实力相应地分为边缘层、中间层和核心层三个不同层次。中医药文化资源丰富，应通过这三个层次提升中医药文化软实力，提高中医药文化国际贡献度。边缘层的软实力主要来自对于器物技财等中医药文化基本资源的软性运用，这方面的资源包括人、财、物、器、技术、团体、企业和组织等有形的、可见或可感知的资源。边缘层的软实力是一个国家软实力中最活跃的部分，是中间层和核心层软实力形成的基础和前提。中医药文化国际传播者、中医诊疗技术、中医药企业、中医药团体和中医药国际组织等属于中医药软实力器物技财方面的资源，国家对这些资源进行有效地运用，充分发挥资源在体现感染力、亲和力、说服力等方面的作用，如支持中医药团体、中医药文化国际传播者、中医药企业、中医药国际组织与外国政府、国外政要、非政府组织、国外学术机构建立互动关系，举办国际学术大会、展览会、文化交流活动等宣传活动，这些都是实现边缘层国家软实力的重要方式。中间层的软实力主要来自于对各种制度（标准）、规范和习俗等方面资源的柔性

运用。中间层软实力是经过边缘层软实力的长期沉淀，具有更强的吸引功能，具有相对稳定性和规范导向、同化功能。

5.1.2.2 “道法自然，大医精诚”

中医药文化是中华民族智慧的结晶，中医药文化体现了中华民族的认知方式、思维模式、价值取向和审美情趣。通过各种渠道、各种方式、各种层次与其他国家建立和保持中医药文化交流，通过沟通接触逐渐让对方接受中医药文化的价值观、生活方式、行为方式、文化心理和思维模式等，实现中医药文化的规范导向、同化功能，是推广中医药文化，发挥其软实力作用的重要途径。核心层的软实力主要来自于对精神、心理和观念方面的资源的柔性运用。这方面中医药文化资源主要包括：中医药文化价值观念、世界观、文化精神和思维模式等。核心层软实力最为稳定，一旦形成便能持久地、潜移默化地发挥作用。中医药文化的核心价值观是天人合一，整体观念，道法自然；未病先防、已病防变，防重于治；以人为本、生命至上、大医精诚；调节、辨证论治；这样的中医药文化更容易产生亲和力和认同感。传播中医药文化的核心价值观，以此影响和确立一个国家的价值目标和价值追求，从而使国家行为具有鲜明的倾向性，用价值观念的价值目标和价值标准，来引导和规范人们的行为，最终发挥中医药文化预防保健服务于人民的目标[7]。

5.1.2.3 辨证取舍，择善而从

中医药文化魅力是中医药文化软实力的前提和源泉，要提高中医药文化软实力，首要的任务就是要进一步彰显中医药文化魅力。当今中医学处在东西方科学文化的碰撞中、多元文化的交织中，中医学、西医学、其他传统医学三者并存，首先要善于在更加开放的环境中建设培育具有中国特色的中医药文化。培育中医药文化的魅力就是要弘扬中医药文化的核心价值观，如天人合一，整体观念，道法自然；未病先防、已病防变，防重于治；以人为本、生命至上、大医精诚；平衡调节、辨证论治等观念[8]。培育中医药文化的魅力要在继承中医药文化精髓的基础上善于吸收其他优秀文化的成果，坚持以我为主、为我所用，辨证取舍、择善而从，积极吸收借鉴世界文化发展的有益成果，丰富发展中医药文化。培育中医药文化魅力，应该制定中医药文化魅力培育规划。中医药文化魅力蕴藏于中国人日常的生活方式之中，培育中医药文化魅力，就是要从中国人日常生活方式中挖掘、发现和提炼出最能体现中医药文化精神、最能

代表中国人生活方式的典型样式，如中华药膳、中国针灸术、中华太极拳、中华养生术、中华保健术等，加以整理、创新和推广，使之成为代表中医药文化的经典名片，通过传统节庆活动、民间工艺、民俗风情、各具特色的民族文化和地域文化等，普及中医药文化知识，增加国人对中医药的民族自豪感和自信心，增强国外人民对中医药的向往和憧憬。为此，要制定统一的培育规划，确定培育项目、培育标准、培育目标、培育战略、培育途径和培育步骤等事项，使中医药文化魅力培育成为一项组织性和条理性很强的系统性工程。培育中医药文化魅力，需要建立有效的培育体制和机制。形成以政府规划为主导，以其他相关政策为依据和激励，以各种非政府组织为主体，以市场化运作为主渠道和政府扶持为补充的有效的培育体制和机制。

5.2 健康环境服务——天人合一

5.2.1 健康环境服务的实践

5.2.1.1 天人合一

“天人合一”的思想观念最早是由庄子阐述，后被汉代思想家、阴阳家董仲舒发展为天人合一的哲学思想体系，并由此构建了中华传统文化的主体。战国以前的儒家只言阴阳而不论五行。而董仲舒将阴阳、五行学说合流并用，他一般还被看作是儒门解易的第一人，其代表作为《春秋繁露》。对于天人合一的观念需要小心翼翼地分析。在自然界中，天地人三者是相应的。《庄子·达生》曰：“天地者，万物之父母也。”《易经》中强调三才之道，将天、地、人并立起来，并将人放在中心地位，这就说明人的地位之重要。天有天之道，天之道在于“始万物”；地有地之道，地之道在于“生万物”；人不仅有人之道，而且人之道的作用就在于“成万物”。再具体地说：天道曰阴阳，地道曰柔刚，人道曰仁义。天地人三者虽各有其道，但又是相互对应、相互联系的。这不仅是一种“同与应”的关系，而且是一种内在的生成关系和实现原则。天地之道是生成原则，人之道是实现原则，二者缺一不可。以上为《大易识阶》米鸿宾的主要观点，但《开启中医之门》的作者李阳波则很不满意董仲舒所提出来的天人合一观，他解释说：董仲舒提出这个观念主要是讲天的情况与人的情况的统一，实际上，作为天的宇宙自然，人类社会是很难模拟的，可是构成人类社会的植物、动物及人的本身，他们的生长衰老、他们的变化却无法逃脱天的支配。所以，天人合一，主要是讲天与万物、与人的这种生理状态的合一，而不是天与人的社会结构的合一。为了作出这样一个划分，李阳波就把董仲舒的天人合一中有关社会观的这一部分划出去，而保留其谈生物的部分，将其称为“宇宙生物观”。因为中医是研究天、地、人之间的术数转换变化关系的一门学问。在其看来，天人合一就已把中医小了一截。李阳波同时认为钱学森也看到了中医、气功、人体特异功能的一些情况，从一些人身上所存在的不可思议的潜力，看到了人天之间所存在的必然联系，所以也摒弃了董仲舒的天人合一，而改作了“人天观”。“天人合一”是中国古典哲学的根本观念之一，与“天人之分”说相对立。所谓“天”，一种观点认为包含着如下内容：天是可以与人发生感应关系的存在；天是赋予人以吉凶祸福的存在；天是人们敬畏、事奉的对象；天是主宰人、特别是主宰王朝命运的存在（天命之天）；天是赋予人仁义礼智本性的存在。

5.2.1.2 人与自然息息相通

另一种观点认为“天”就是“自然”的代表。“天人合一”有两层意思：一是天人一致。宇宙自然是大天地，人则是一个小天地。二是天人相应，或天人相通。是说人和自然在本质上是相通的，故一切人事均应顺乎自然规律，达到人与自然和谐。老子曰：“人法地，地法天，天法道，道法自然。”[9] 即表明人与自然的一致与相通。先秦儒家亦主张“天人合一”，《礼记·中庸》说：“诚者天之道也，诚之者，人之道也”，认为人只要发扬“诚”的德性，即可与天一致。在中国思想史上，“天人合一”是一个基本的信念。西方人总是企图以高度发展的科学技术征服自然、掠夺自然，而东方先哲却告诫我们，人类只是天地万物中的一个部分，人与自然是息息相通的一体。“天人合一”的思想无处不在，甚至在中国特有的茶文化中，由盖、碗、托三件套组成的茶盏就分别代表了天、人、地的和谐统一、缺一不可。以“仁”为核心，“礼”为外观表现的儒学可以说是一种人学，其主要内容是讲为人之道，包括探讨人的本性、人生的价值、处理人际关系的原则等等。儒家学说强调亲情仁爱，提出“血浓于水”、“老吾老以及人之老，幼吾幼以及人之幼”、“杀身成仁，舍生取义”等。比如中国人重团圆、以享受天伦之乐为人生之大喜，不像西方人那么讲求自我，有独立和冒险精神。

天人合一是中国古代的一种政治哲学思想。最早起源于春秋战国时期，经过董仲舒等学者的阐述，由宋明理学总结并明确提出。其基本思想是人类的政治、伦理等社会现象是自然的直接反映。天人合一是中国哲学的基本精神，也是中国哲学异于西方的最显著的特征，其义蕴广远，不易简约叙述，以下章节，言之极精要，君友会王爱君著述引录于下："中国自唐虞以来，即有天人合一的思想。敬天即所以爱人，爱民即所以尊天。所谓天人合一，实包含了天定胜人与人定胜天两个观念。"天行健，君子以自强不息。"（易乾卦大象）。中国的思想，不偏于天定胜人，亦不偏于人定胜天。中国无宗教，但中国人极富于宗教精神，此为中国文明的特征。《左传》载：史嚣曰：吾闻之，国将兴，听于民；将亡，听于神。神，聪明正直而壹者也，依人而行。（庄公三十二年，公元前六六二年），史嚣之语，代表中国古来之人文主义，即天人合一的宏旨。历代圣哲，莫不为继续弘扬此天人合一之道而努力。以中国与西方比较，中国哲学之归趋，人与天合；而西方哲学之归趋，人与天分。故中国哲学，以人生观察宇宙，使人与天合而为一。周易《乾元资始》之说，不涵神学气氛，以天道贯通人事，正性命以明道德修身之原。由此说明中国正统哲学之天道思想，纯是合理化的形而上学。"先天而天弗违，后天而奉天时。"（易乾文言）非与天合德，其孰能如是？西方哲学，则是道德哲学（精神哲学）与自然哲学，各有领域，分送发展，源远而未益分。

5.2.1.3 "同气相求"的和谐观

中西治学方法之不同，其所成思想体系亦迥异。吾人确信，在古今各民族，最能了解人与天地宇宙之关系，因而企求保持天人和谐者，为中华民族。中国哲学里不包括宗教信仰，但也不反对宗教信仰，骨子里隐藏着对上天信仰的观念，却不显露出来，所讲的对象乃是"人"。这种以人为重点的天人之学，可以称为人文哲学。在儒家来看，天是道德观念和原则的本原，人心中天赋地具有道德原则，这种天人合一乃是一种自然的，但不自觉的合一。但由于人类后天受到各种名利、欲望的蒙蔽，不能发现自己心中的道德原则。人类修行的目的，便是去除外界欲望的蒙蔽，"求其放心"，达到一种自觉地履行道德原则的境界，这就是孔子所说的"七十从心所欲而不逾矩"。在禅宗来看，人性本来就是佛性，只缘迷于世俗的观念、欲望而不自觉，一旦觉悟到这些观念、欲望都不是真实的，真如本性自然显现，也就达到最后成佛的境界。因此，佛教提出"烦恼即菩提，凡夫即佛"。真正达到觉悟后的境界是什么呢？从某方面看，仍有点像道家的一切顺应自然之意。故禅宗语录有言："悟得来，担柴挑水，皆是妙道。”“禅便如这老牛，渴来喝水，饥来吃草。”在道家来看，天是自然，人是自然的一部分。因此庄子说：“有人，天也；有天，亦天也。”天人本是合一的。但由于人制定了各种典章制度、道德规范，使人丧失了原来的自然本性，变得与自然不协调。人类行的目的，便是“绝圣弃智”，打碎这些加于人身的藩篱，将人性解放出来，重新复归于自然，达到一种“万物与我为一”的精神境界。“天人合一”是中国哲学史上一个重要命题，解释纷纭，莫衷一是。现代人认为“天人合一”就是人与大自然要合一，要和平共处，不要讲征服与被征服。标志着中国医学由经验医学上升为理论医学的新阶段的医学典籍——《内经》中主张“天人合一”，其具体表现为“天人相应”学说。《内经》中反复强调“人与天地相应，与四时相副，人参天地”（《灵枢·刺节真邪》），“人与天地相参也”（《灵枢·岁露》、《灵枢·经水》），“与天地如一”（《素问·脉要精微论》）。其认为作为独立于人的精神意识之外的客观存在的“天”与作为具有精神意识主体的“人”有着统一的本原、属性、结构和规律。因此，《内经》的天人合一观是《黄帝内经》天道观的目的所在。《内经》的“天人相应”学说，可以从两方面来探讨：一是从大的生态环境，即天地（大宇宙）的本质与现象来看“天人合一”的内涵；二是从生命（小宇宙）的本质与现象来看“天人合一”的内涵。我们知道，大谈天人、古今，并寻求其中相通而互感的共同律则，是汉代的时代精神。《汉书·董仲舒传》曰：“天人之征，古今之道也。孔子作春秋，上揆之天道，下质诸人情，参之于古，考之于今。”《素问·气交变大论》曰：“善言天者，必应于人。善言古者，必验于今。善言气者，必彰于物。善言应者，因天地之化。善言化言变者，通神明之理。”在中国古代哲学中，天人与古今总连在一起，这种把自然哲学与历史哲学混合起来的现象，是中国哲学的重要特点。但《内经》所强调的人天同类与董仲舒辈的神秘的天人感应不尽相同。《素问·金匮真言论》、《素问·阴阳应象大论》等篇中的五行归类，是根于事物内在的运动方式、状态或显象的同一性。如《素问·金匮真言论》曰：“东方青色，入通于肝，开窍于目……应四时，上为岁星……其臭臊。”是将在天的方位、季节、气候、星宿、生成数，在地的品类、五谷、五畜、五音、五色、五味、五臭，在人的五藏、五声、五志、病变、病位等进行五行归类，这样就可以通过类别之间“象”的普遍联系，来识别同类运动方式的共同特征及其相互作用规律。是“同气相求”，而不是物质结构的等量齐观。另外，《灵枢·通天》还以阴阳为原则将人分为太阴、少阴、太阳、少阳、阴阳和平五类，认为太阴之人“多阴而无阳”，少阴之人“多阴少阳”，太阳之人“多阳而少阴”，少阳之人“多阳少阴"，阴阳和平之人"阴阳之气和"。这种将先天阴阳之"气"作为人性的基础，在先秦诸子人性论中并未涉及。作为医学著作的《内经》并不太关注人性的社会性以及人性是否可以改变等问题，而是以气论人性，从先天生理因素寻找人性的根据，关注五态之人的发病及其治法，为养生治疗提供理论指导。

5.2.1.4 知"象数"

从"天人合一"观念出发的传统文化与中医药学都表现为重道、重神、重无、重和谐、重势，其核心则是"象"与"数"，如果对"象数"无知，则意味着对华夏文明的无知，更不能全面地理解和诠释中医学[10]。所谓"象"，指的是经验的形象化和系统化。"象"的特征是动态的，不是单纯地模仿其形，而是模仿其变。象还是全息的，万事万物息息相关。就《内经》而言，藏象系统就是通过生命活动之象的变化和取象比类的方法说明五藏之间以及与其他生命活动方式之间的相互联系和相互作用规律的理论。其中，"象"又分为法象、气象、形象。"法象莫大乎天地"（《周易》），举例言，"阳中之太阳，通于夏气"（《素问·六节藏象论》），为法象；阴阳四时，"其华在面"（同上），为所见气象；"其充在血脉"（同上）为所见形象。脏象理论作为《内经》理论最为重要的理论基础之一，是将五脏联系六腑、五官、五体、五志、五声、五情，以五行理论进行阐释的五大"象"的系统，并完全表现为一种天人合一的综合功能。这是一种自觉的而不是自发的努力，旨在指出人体内部与人体外部都是按照"阴阳五行"这一基本法则统一、整合起来的。由此可以看出，脏象是一个含有哲学与科学双重意义的概念。总之，《内经》中关于人天同象的描述旨在通过已知的自然现象推知隐藏的内藏功能。如借助对天动地静的认识，以象天动的胃、大肠、小肠、三焦、膀胱为腑，主泻而不藏；以象地静的心、肝、脾、肺、肾为藏，主藏而不泻。象与数的关系正如《左传》言："物生而后有象，象而后有滋，滋而后有数。"《内经》认为生命运动与自然一样，有理、有象、有数。通过取象比类，可知气运数理。《素问·六节藏象论》中先论数理，后论脏象，深意寓在其中。"数"是形象和象征符号的关系化，以及在时空位置上的排列化、应用化和实用化，它不同于西方的数学概念，不是描述空间形式和数量关系，而是以取象比类的方式描述时间方式和运动关系。《内经》中的藏象理论则以五元序列来表现。自然界以四时阴阳为核心，四时阴阳涵盖了五方、五气、五味等自然因素以及它们之间的类属、调控关系；人体以五脏阴阳为核心，五脏阴阳涵盖了五体、五官、五脉、五志、五病等形体、生理、病理各因素及它们之间的类属、调控关系。自然界的四时阴阳与人体的五脏阴阳相互收受、通应，共同遵循阴阳五行的对待协调、生克制化的法则。因此，人天同数是《内经》把时间的周期性和空间的秩序性有机地结合观念的体现。强调人体自然节律是与天文、气象密切相关的生理、病理节律，故有气运节律、昼夜节律、月节律和周年节律等。其基本推论是以一周年（四季）为一个完整的周期，四季有时、有位，有五行生克，因此，以一年分四时，则肝主春、心主夏、肺主秋、肾主冬……月节律则与该月相和所应之脏在一年之中的"当旺"季节相关。其昼夜节律也是将一日按四时分段，指人体五脏之气在一天之中随昼夜节律而依次转移，则肝主晨，心主日中，肺主日入，肾主夜半（《素问·藏气法时论》）。

天人合一就是人与自然合一。这里所说的自然，不是人们通常所认为的高山、草原、森林、河流，因为这些是自然演化的形式，而是自然真空纯至净的本质。自然的形式有变化、有生灭，人与形式合一不是就会随同自然的形式变化和生灭吗？有变化，有生灭，人的精神不就会随同事物的变化和生灭而痛苦吗？自然的形式有变化，有生有灭，但是自然的本质没有变化和生灭。人的精神与自然同一性，是高于一切形式的存在。所谓的"天人合一"，也就是自心不被一切形式所迷，回归自己的本性，达到无善无恶，无佛无魔，不生不灭的永恒境界。虽与"归根复性"、"返本还原"、"西方极乐"等说法不一，但其内在本质指的都是同一种精神境界，也是同一种精神成果。万物的根源只有一个，人的精神本质只有一个，精神的最高境界和归宿只有一个。如果你听到不同的说法，不同的理论，就要用你的理智和智慧去分析判断。

天人合一思想，是中华民族五千年来的思想核心与精神实质。它首先指出了人与自然的辩证统一关系；其次表明，人类生生不息、则天、希天、求天、同天的完美主义和进取精神；第三，体现了中华民族的世界观、价值观的思维模式的全面性和自新性。"天人合一"的思想无处不在。以"仁"为核心，"礼"为外观表现的儒学可以说是一种人学，提出"血浓于水"、"老吾老以及人之老，幼吾幼以及人之幼"、"杀身成仁，舍生取义"等。在天人合一价值成就系统中，天人合一是描述了事物的矛盾变化以及反应进程与指向的观察工具、思维模式。天与人各代表了万物矛盾间的两个方面，即内与外、大与小、静与动、进与退、动力与阻力、被动与主动、思想与物质等对立统一要素。我们用天和人来代表万事万物中的矛盾，其主要原因是，如无人，一切矛盾运动均无法觉察；如无天，一切矛盾运动均失去产生的载体；唯有人可以运用万物的矛盾；唯有天可以给人运用矛盾的资源。总之，以天与人作为宇宙万物矛盾运动的代表，才能最透彻的表现天地变迁的原貌和功用。天人合一构成了人类社会中最根本矛盾对立统一体，在万物诸矛盾中，又按照由内到外的顺序，存在着四大层级矛盾。而人类活动的一切起点、指向与归宿，又全在这天人合一的四大矛盾运动之中。

5.2.2 健康环境服务的健康表达

中医药学和预防保健养生学在其发展的历史长河中，逐渐形成了一套独具特色的健康表达方式。

5.2.2.1 “人命至重、有贵千金”

医学家在千百年的行医实践中形成了良好的医德医风。他们把不为名利、全力救治、潜心医道、认真负责作为自己的医德标准。对此，唐代名医孙思邈在《千金要方》中作了全面总结。其指出，名利思想“此医人之膏肓也”，是医生最应忌讳的，如果行医以收取绮罗财物，食用珍肴佳酿为目的，那就是一种无视“病人苦楚”的“人所共耻”、“人所不为”的行为。其认为，医生的首要任务，应当是维护和保障病人的健康与生命，把人的生命价值看作是医学的出发点和归宿，把挽救病人的生命，看作是医生的最可宝的贵财富。所以，其反复强调，作为一名医生必须“无欲无求”、“志存救济”，对任何一个病人都要一视同仁，要有高度的同情心，处处为病人着想。对“有疾厄来救者，不得问其贵贱贫富，长幼妍媸，怨亲善友，华夷智愚”，都要把他们看作是自己的亲人；对治疗中的风险，“不得瞻前顾后，自虑吉凶”，考虑个人的利害得失；对病人的痛苦，“若己之心，深心凄怆”，不避“昼夜寒暑，饮渴疲劳，一心赴救”；对“有患疮痍下痢，臭秽不可瞻视，人所恶见者”，要不嫌脏臭。其还说：“如此，可谓苍生大医，反之，则为含灵巨贼。”这种医学上的人道主义，正是对儒家的“恻隐之心”、道家的“无欲无求”、墨家的“兼爱”、佛家的“慈悲”等人文观念的具体体现。

5.2.2.2 “防重于治、未老养生”

提高“治未病”意识。中医古典医著《黄帝内经》中就提出“不治已病，治未病”的观点。喻示人们从生命开始就要注意保健防衰和防病于未然。《淮南子》说：“良医者，常治无病之病，故无病；圣人者，常治无患之患，故无患也。”金元时期朱震亨亦说：“与其治疗于有病之后，不如摄养于先病之前。”人不可能长生不老，也不可能“返老还童”，但防止未老先衰、延长生命是可以办到的，这种预防为主的医学思想告诉人们必须自幼注意调养，平时注意调养，尤其在生命的转折关头，尤应高度注意调养。如能持之以恒，即可防衰抗老，预防衰老疾病的发生，这种防病抗衰思想与中国文化中的忧患意识一脉相承，《周易·系辞下》中说：“安不忘危，存不忘亡。”这种注重矛盾转化、防微杜渐的辩证哲学思想是中国文化的精华。

5.2.2.3 “天人合一、形神合一”

中国传统哲学十分强调自然界是一个普遍联系着的整体，提出天人相应，天人感应等思想。认为天地万物不是孤立存在的，它们之间都是相互影响、相互作用、相互联系、相互依存着的。中医文化中亦体现出这种原则。中医学主张把天文、地理、人事作为一个整体看待。人既是自然的人，又是社会的人。人生活在自然界又生存在人类社会之中，不能离开社会群体而生存。影响健康和疾病的因素，既有生物因素，又有社会和心理的因素，这是自古以来人们已经感觉到了的客观事实。中医学从“天人相应”和“七情六欲”等观点出发，从人与自然、人与社会的关系中去理解和认识人体的健康和疾病，十分重视自然环境和心理因素的作用，并贯穿在病因考查、诊断治疗以及保健预防的各个环节中，强调要“顺四时而适寒暑”。中同时中医认为人体本身也是有机整体。把人的五脏与五体、九窍、五声、五音、五志、五液、五味等联系起来，组成整个人体和五个系统，在此基础上又根据脏腑的表里关系通过经络联系起来，共同协调地完成人的生命活动。这种形神合一，以神统形的整体观来源于中国传统文化的大统一的整体观。

5.2.2.4 “谨察阴阳，精神乃治”

人体调整阴阳的平衡观的提高。《素问·至真要大论》中提到“谨察阴阳之所在而调之，以平为期。”中医学认为阴阳分别代表人体内相对的双方。《内经》中说：“生之本，本于阴阳”，说明人的形成和生长发展的规律离不开阴阳。在人体正常生理状态下，保持阴阳相对平衡，如果出现一方偏衰，或一方偏亢，就会使人体正常的生理功能紊乱，出现病理状态。人无论是饮食起居、精神调摄、自我锻炼，药物作用都离不开协调平衡阴阳的宗旨，人的衰老，或为阴虚、或为阳虚、或阴阳俱虚。阴虚则阳亢，阳盛则阴虚，阴盛则阳病，阳盛则阴病。故防治衰老，贵在调和阴阳，使阴平阳秘，精神乃治。这说明中国传统文化注重对称，强调平衡的哲学根底。

5.2.2.5 “动静有常，动静结合”

使大众培养动静结合的恒动观。中国哲学对动静的辩证关系认识很早，《周易》中就提出“动静有常”，此外《吕氏春秋》中也提出“流水不腐，户枢不蠹”。自然界的物质是不断运动变化着的，只有运动，才发生变化，只有运动才产生万物。中医认为人的生命活动，从发生、发展到消亡的全部过程，始终贯穿着一系列内部矛盾运动，这种运动就是升降出入。张景岳《类经》提出“高下相占，升降相因，而变化矣。”运动是自然规律，也是维持人体健康最基本的因素。生命运动的规律就是新陈代谢的过程。如果人体的升降出入运动发生障碍就是患病。所以中医学非常重视用运动变化的观点来指导防病治病。生命在于运动，因为运动是生命的特征，人体的每个细胞无时无刻不在运动着，只有保持经常运动，才能增进健康，预防疾病，以求延年益寿。中国哲学亦有“主静”说。老子曰：“清静为天下正”，“不俗以静”；明蔡清说：“天地之所以久者，以其气运于内而不泄耳，故仁者静而寿。”中国的道家、佛家思想都是主静的，禅宗的坐禅，道家气功都对中国文化影响巨大。中医学也受此影响，发展成养性，修身理论，吸收了道有气功为医疗气功。这里的“静”不是绝对的静止，而是另一种运动形式，运动是绝对的，静止是相对的，动静结合，相辅相成，是保健之大旨。

人与自然的和谐是道家追求和谐的终极目的，在先秦道家著述中多有体现。《道德经》第四十二章有云：“道生一，一生二，二生三，三生万物。万物负阴而抱阳，冲气以为和。”此处之“冲”，实为“中”之意，此段精辟描述了“道”的生成过程，“道”为“无”，从“无”中生成了“气”，气又分为阴阳，阴阳和合生成了冲气、和气，继而化生了万物。“天地与我并生，万物与我为一”，人与万物同生于天地之间，自然与人休戚相关。“天之道，损有余而补不足，人之道则不然，损不足以奉有余。孰能有余以奉天下？唯有道者。”这说明了自然天道去极求中、均衡和谐的原则，然而“人之道”却与之背离，有道之人应“有余以奉天下”，“人法地，地法天，天法道，道法自然”。这样才能顺应天道规律，达到人与自然的和谐。“夫明白于天地之德者，此之谓大本大宗，与天和者也所以均调天下，与人和者也”（《庄子·天道》）。人效法天道，顺应自然，就是“与天和”，继而还能够进一步协调与人之间的关系，就是“与人和”。《黄帝内经》秉承了道家思想，认为人产生与自然界中，与天地有着统一的本源和属性："人生于地，悬命于天，天地合气，命之曰人"；"人以天地之气生，四时之法成"（《素问·宝命全形论》）同时又认为，人与自然息息相关，人的生命活动必须顺应自然界的规律："春生、夏长、秋收、冬藏，是气之常也。人亦应之"（《灵枢·顺气一日分为四时》），"人与天地相应，与四时相副，人参天地"（《灵枢·刺节真邪》）。"人与天地相参也，与日月相应也"（《灵枢·岁露论》）。只有做到"天人相应"，与自然和谐共生，才能避邪防病，延年延寿；如果不懂顺应自然，逆势而行，则将导致大患："故智者之养生也，必顺四时而适寒暑，和喜怒而安居处，节阴阳而调刚柔"。如是，则"僻邪不至，长生久视"（《灵枢·本神》）；"故阴阳四时者，万物之终始也；生死之本也；逆之则灾害生，从之则苛疾不起，是谓得道"（《素问·四气调神大论》）；"治不法天之纪，不用地之理，则灾害至矣"（《素问·阴阳应象大论》）[11]。当气候变化时，人体必然会产生某些反应。如春夏季节，天气变暖，在人体蛰伏一冬的阳气开始向外生发，推动血液趋向于体表，皮肤的血液循环加快，汗孔疏泄，多汗，这是机体在以出汗散热的方式来调节体内阳气的过分亢盛。而在秋冬季节，随着气温的降低，人体要保护阳气不受伤害则阳气应该内敛，气血趋向于里，表现为皮肤致密，多尿少汗，这是机体在保证人体阳气不过分向外耗散，同时又可保证人体水液代谢排出的正常。中医认为人的脉搏可以反映人体生理和病理，称为"脉象"。而人体脉象也会因四时气候变化而变化[12]。明代李时珍在《四言举要》书中说："春弦夏洪，秋毛冬石，四季和暖，是谓平脉。"即是说春夏脉象多见浮大，秋冬脉象多见沉小，这是由于春夏阳气升发，气血涌动，就好像烧开水一样，阳气是热量，血好比水。水开了，就会沸腾，并向上翻滚，同理血会向人体表面走，并运行激烈，充斥脉道，故亲触可得，脉形大。而秋冬季节，阳气收敛，热量不足，血脉运行比较平静，位置靠下，故重按才得，脉形小。这些都是体现了中医药文化中的"天人合一"的思想。

5.3 健康心理服务——形神合一，身心兼修

5.3.1 健康心理服务的实践

5.3.1.1 "形神合一"中医理论

远溯春秋战国时代，我国历史上各种学术思想昌盛至极，在诸子百家之书

中，编年体史书《左传》最早记载了大量有关心理病理的资料；《老子》一书则明确提出了形神合一、守静、保精、和气的摄生、防病、治病思想。公元前300年，我国思想家荀况第一次提出“形具而神生”论点，并从唯物主义角度全面系统阐述了人的心神与形体之间的关系[13]。而秦汉时期著成的古典医籍《黄帝内经》中，“形神合一”理论是其重要命题，并提出了知、情、意等心理概念及“五志说”，阐述了心理与生理之间的关系及心理因素在躯体疾病发生发展中的作用等问题。而此后“形神合一”关系在葛洪《抱朴子》中被称“形神相卫”，在孙允贤《南北经验医方大成》中被称“形神俱备”，在李梴《医学入门》中被称“形神相因”等，虽然名称相异，但都是强调“形与神俱，不可分离”的互根互用关系。特别是宋代陈无铎在《三因极一病证方论》中将怒、喜、思、悲、惊、忧、恐七种情志活动明确为“七情”（中医七情属于神的活动范畴），并提出“七情致病学说”，其在《三因方》中指出：“七情人之常性，动之则先自脏腑郁发，外形于肢体”，突出强调了心理因素在机体疾病发生发展中所起的重要作用，后世历代医家承此命题进行理论发挥、临床实践，进一步丰富了中医学“形神合一”理论的学术思想[14]。

5.3.1.2 “形神共养”养生法则

“形神合一”是中医基础理论中重要的学术思想之一，形神共养是中医养生的重要法则。养形侧重于动，要顺应自然利其形，调摄饮食养其形，运动锻炼强其形，节欲保精固其形；养神侧重于静，要清心寡欲以宁神，怡情益性以畅神，勤于用脑以健神。炼形不忘调神，调神不忘炼形。动静结合，形神共养，方能“真气从之”，“形与神俱”，“形体不蔽，精神不散”，“尽终其天年，度百岁乃去”。形神合一萌发于商周时期的中医养生理论中一颗璀璨的明珠，是人类文明的精华所在。“养生”一词最早见于《庄子·内篇》，所谓养是保养，调养，护养之意；所谓生是生命，生长之意。养生人类为了自身生存和健康长寿，根据生命发展的客观规律所进行的能够保养身体，减少疾病，增进健康的一切物质活动和精神活动。中医养生内容博大精深，丰富多彩。中医养生重视“治未病”调理，预防为主的思想，包括“未病先防”、“已病防变”、“病后防复”等内容。但归根到底，还是既调形又养神重视“形神合一”。形神观认为：神是形的主宰，形是神的物质基础，两者既对立又统一。中医学提出“形神合一”乃是强调形与神密切联系的辩证关系。正如范缜所说：“神即形也，形即神也，是以形存则神存，形谢则神灭。”[15]张景岳也说过“形者神之质，神者形之用。无形则神无以生，无神则形无以活。”[16]《内经》认为只有“形与神俱”，“形体不蔽（坏），精神不散”，才能“尽终其天年，度百岁乃去”。故历代养生家十分重视形神的保养，形神共养，是延年益寿的重要法则[17]。中医学所讲的“神”概念表达形式有多种，如“神气”、“神明”、“精神”、“神机”等，意义类同，但有广义和狭义之分。广义“神”指生命活动的一切外在表现，包括生理和病理的变化；狭义“神”指人的精神、意识、思维活动，包括现代医学所讲的人的心理健康状态及其外部表现（精神面貌）。“形”即形体，指人的血肉有形之躯，包括各组织器官及其结构功能的整体性和统一性。中医药学“形神合一”理论的主要内容包括：①“形具而神生”。说明从起源看，先有形体，后有精神，即形体第一性，精神第二性的唯物观。②“形乃神之宅，神乃形之主”；“形能载神，神能御形”。说明在作用上形是神的物质基础，神是形的功能和作用，并且神对形具有能动性。③“形与神俱，不可分离”；“无神则形不可活，无形则神无以生”。说明形与神相互依存，相互为用的整体观。

5.3.2 健康心理服务的健康表达

形体是人生命存在的基础，有形才有生命并产生精神活动和生理功能。形乃神之宅，保养形体为养生之首要。如张景岳曰：“吾之所赖者唯形耳，无形则无吾矣。”[18]

5.3.2.1 “顺应自然，使利其形”

顺应自然界阴阳消长的规律及法则，能更好地维持生命活动。老子谓：“天地所以能长久者，以其不自生，故能生长”，主张顺应自然，强调顺应自然的重要性。《素问·宝命全形论》曰：“人以天地之气生，四时之法成。”阐明人是受天地之间变化规律支配的，自然界中的一切运动变化，必然直接或间接地影响到人体的生理功能和病理变化。《素问·四气调神大论》又曰：“阴阳四时者，万物之始终也，死生之本也，逆之则灾害生，从之则疴疾不起，是谓得道。”因此，人体必须“顺其自然”四时气候的变化，适应周围外界环境，使机体与自然环境相协调，以增进人体的健康。如一年四季气候变化是春温、夏热、长夏湿、秋燥、冬寒。人随季节变化，产生春生、夏长、长夏化、秋收、冬藏的生理功能。因此，人的生活、起居等应做到春夏养阳，秋冬养阴。而根据人体阳气在一天中的变化规律，应该早晨和日中注意养阳，多参加户外活动，舒展筋骨，通流气血。傍晚和夜半，要注意防寒保暖，减少活动，避免风寒和雾露之气的侵袭，夜间要有充足的睡眠。只有注意顺应自然的变化，做到“起居有常”，方能“虚邪贼风，避之有时”，保持形体的健壮。

5.3.2.2 “调摄饮食，使养其形”

人体的阴阳气血，有赖于饮食调养。水谷精微，靠脾胃的运化，化生气血津液，并输送到全身而发挥其营养作用。张景岳云：“精血即形也，形即精血也。”[19]养精血即养形体，精血来源于水谷，故《内经》中明确指出：“人以水谷为本”，“五谷为养，五果为助，五畜为益，五菜为充。”阐明饮食食谱要广，合理搭配，以平衡饮食。食物有温、热、寒、凉四性，酸、苦、甘、辛、咸五味，饮食配合适宜，则阴阳协调，有利于营养肌体，否则就会出现《内经》中所云：“饮食自倍，肠胃乃伤”，“膏粱之变，足生大疗”。要使形体健，必须做到“饮食有节”。神是一切生命活动的主宰，是生命存亡的根本。故《内经》曰：“得神者昌，失神者亡。”“神凝则气具，气具则神全”。《内经》强调“太上养神，其次养形”。《灵枢》中有“志意和则精神专直，魂魄不散，悔怒不起，五脏不受邪矣，”之说。可见养神之重要性为历代医家所重视。

5.3.2.3 “清心寡欲，使以凝神”

先秦时期的老子谓：“甚爱必大费，多藏必厚亡。知足不辱，知止不殆，可以长久”[20]。所以必须寡情少欲，清静无为。“去甚去奢去泰”（二十九章），减少不良的精神刺激，防止过度的情志变动。“见素抱朴，少思寡欲”（十九章），“清静可以为天下正”（四十五章）。主张精神上的绝对超脱。这种清心寡欲，静以养神的思想为庄子所继承和发扬，更为后世历代医家所重视。《内经》强调“恬淡虚无”、“精神内守”、“志闲而少欲”。故《素问·阴阳应象大论》曰：“为无为之事，乐恬淡之能，从欲快志于虚无之守，故寿命无穷，与天地终。”金元时代四大名医之一的刘完素认为“神太用则劳，其藏在心，静以养之。”金元时代四大名医之一的李东垣说：“必清必静，御之以道，可以为天人。”精、气、神是人生三宝，精鼓气，气充神，神壮精。因此，三宝之中精是物质基础，无精则无气，无气则无神，保精即宁神。故清心则心静，心静则神凝。清心寡欲能使神气日充以壮，又可固精气而不泄，故有益于健康长寿。

5.3.2.4 “怡情养性，使以畅神”

中医学认为：性情不调，百病丛生；调和性情，则可康泰延年。自古就有

“养生莫若养性”之说。《嵇康·养生论》提到“修性以保神，安心以全身。”葛洪认为“若德行不修，但务方术，皆不行生长也。”[21]怎样才能怡情养性以畅神呢?《内经》中曰：一是“适嗜欲于世俗之间”；二是“无恚嗔之心”；三是“无思想之患”；四是“以恬愉为务，以自得为功”。指出一个人生活在社会中对人对己都不应过于苛求、奢望过高，不争名夺利，应加强道德修养，保持良好心境，做到“内无眷慕之累，外无伸宦之形”，同时要保持内心恬静、愉悦、知足常乐，这样则“任自逍遥过百春”。

5.3.2.5 “勤于用脑，使之以健”

神清虚静定以养神，并非叫人心如死灰，不想无念，而是主张勤奋学习，勤于用脑，静中有动，动静结合，只有这样，才能更有利于身心健康。脑为奇恒之府，主神明聪慧。人的精神意识、感觉思维深藏于大脑之中，以认识世界、维持人体与大自然及社会环境的和谐稳定状态，促进形体和精神健康。司马迁则认为“神不用则废，用之则振，振则生，生则足”。著名医家孙思邈的一生就是最好的证明。孙思邈勤奋治学：“白首之年，未尝释卷”，于百岁之时先后写成《千金要方》和《千金翼方》两部垂训后世的医学巨著。其讲究精神养生，勤于用脑，百岁时犹能“视听不衰，神宗甚茂”，脑健耳聪，“晚而自保”。但是，勤于用脑并不是让人日思夜想，不眠无休。否则，将精血暗耗，神机失养。因此，在用脑时，要遵守“不用则废，用过则伤”的法则，做到“有度有节”，这样方能长命百岁，延年益寿。

5.4 中医药预防保健服务的健康表达

5.4.1 中医健康体质优化的内容

中医体质理论历经几千年的演变不断充实。近年来，针对中医体质理论，我国学者在文献整理、基础研究和临床研究等方面均取得了长足进步，为现代中医体质理论体系的构建与应用积累了丰富的资料，奠定了坚实的基础[22]。

5.4.1.1 中医体质优化的基本原理

“体质”一词，在历代中医文献中有“气质”、“气体”和“素质”等不同名称。在清代叶天士所著的《临证指南医案》中，“体质”的含义已较为明晰，如其在《呕吐门》中云：“凡论病，先论体质、形色、脉象，以病乃外加于身也”；《幼科要略门》指出：“诊之大法，先明体质强弱，肌色苍嫩。”中医体质概念的讨论与争鸣从二十世纪七、八十年代始兴起，其中具有代表性的观点由王琦提出，他认为：“体质是指人体生命过程中，在先天察赋和后天获得的基础上所形成的形态结构、生理功能和心理状态方面综合的、相对稳定的固有特质，是人类在生长、发育过程中所形成的与自然、社会环境相适应的人体个性特征[23]”。

体质学说是基于对人群中个体差异特性的观察与总结，王琦将体质学说的基本原理概括为：①体质过程论——体质是按时相展开的生命过程；②心身构成论——体质是特定躯体素质与一定心理素质的综合体；③环境制约论——环境、社会对体质的形成与发展有着重要的制约作用；④禀赋遗传论——先天禀赋与遗传是决定与影响体质形成和发展的内在重要因素。不同个体的体质特征分别具有不同的遗传背景，是维持个体体质特征相对稳定性的一个重要条件。中医学对人之禀赋尤为重视。《内经》指出，人之始生“以母为基，以父为循，……血气已和，营卫已通，五脏已成，神气舍于心，魂魄毕具，乃成为人”（《灵枢·天年》）。先天禀赋的不同则决定了体质差异的存在，如《灵枢·寿夭刚柔》曰：“人之生也，有刚有柔，有弱有强，有短有长，有阴有阳。”体质不仅表现于个体在形态结构方面的“长、短、肥、瘦、大、小”的差异，而且关系到先天多气少血、多血少气、多气多血等气血盈亏和阴阳偏颇，在《灵枢·阴阳二十五人》及《灵枢·逆顺肥瘦》均有相关论述。由此，学者张佳认为体质过程论、心身构成论、环境制约论、禀赋遗传论是中医体质学说的四个基本原理，这四个基本原理共同奠定了中医体质研究的出发点和理论背景[24]。

5.4.1.2 中医体质的分类

体质类型的划分多由各家根据个人经验推测而成，或自拟一些标准做一些调研。王琦（2005）、李德新（2009）、何裕民（2007）主编的三种版本的中医基础理论教材，以及鲁兆麟主编的中医各家学说教材，也因编者对上述各种体质的认识差异较大，而出现体质类型的表述差异。王琦认为中医体质学说属于中医藏象学的范畴，中医体质应包括气质，应根据中医学的基本理论来确定人群中不同个体的体质差异性，认为各种分类方法应相互参照，较为全面地将体质按阴阳、五行、脏腑、气血津液、体态以及性情进行归纳分类。李德新认为，人体的形态结构、脏腑功能、阴阳气血以及生存环境之间的差异性与特殊性，是中医学对人类体质差异进行分类的理论与方法学基础，认为正常体质也可以分为阴阳平和质、偏阳质和偏阴质，并且未提及病理体质。何裕民将体质划分为生理性体质与心理性气质两大类，前者可细分为为正常质、形壮亢奋质、身萎疲乏质、身热虚亢质、形寒迟呆质、形胖湿腻质、痰湿燥红质、晦暗瘀滞质；后者则将勇却、刚柔、形志苦乐及五行态人等纳入其中。鲁兆麟也将体质分为生理性与病理性，其生理性体质差不多涵括了秦汉时期《黄帝内经》的体质分型，如肥、瘦、膏、脂、肉、常人以及阴阳二十五型人等；其病理性体质列举了阳虚质、阴虚质、气滞质、痰浊质和血瘀质等，并提示有待完善。

中医体质类型的分类方法明显存在体质与内涵证相兼的现象，一些体质类型与证的命名名称相似，如阴虚证与阴虚质、阳虚证与阳虚质、气虚证与气虚质、痰湿证与痰湿质、湿热证与湿热质等，容易引起理解上的困难和混淆，事实上也确实如此。如痰湿体质包括：腹部肥满松软，面色淡黄，胸闷，身重困倦，目巢微浮，下肢浮肿，口黏，痰白，舌胖，苔白腻，脉滑；而诊断学的痰湿证也见：咯痰量多黏稠，易咯，肢体困重，胸脘痞闷，食少口腻，苔白腻，脉濡缓或滑。再如阴虚体质包括：形丰肤白，面色不华，精神委靡，毛发易落，肌膝疏松，形寒俱冷，喜食热饮，纳少便溏，舌胖齿痕，脉细缓弱；而诊断学的阳虚证也见：畏寒肢冷，神疲乏力，气短，口淡不渴，或喜热饮，尿清便溏，或尿少浮肿，面白，舌淡胖，脉沉迟无力。这是体质与宿疾合一，还是体质学说沿用了中医的藏象及气血津液等理论？显而易见，体质类型的命名沿袭了传统的中医术语。造成这种状况的原因是多方面的，有对体质的概念认识的差异，也有侧重于临床的不同方面，但其根本原因还是在于各自对中医体质定义的理解差异而造成的。

5.4.1.3 中医体质与中医整体观

中医学非常重视人和自然的关系，《素问·四气调神大论》："夫四时阴阳者，万物之始终也，死生之本也。"《素问·六微旨大论》："气交之分，人气从制，万物由之。"指明自然气象与人的生命息息相关。中医整体观认为，人体的各组成部分、人与自然、人与社会、人的心理与形体是一个统一的整体。

中医整体观，是全面分析病情，指导临床辨证的重要思想方法。整体观在临床上的具体应用，表现为人体本身与自然环境对人体疾病的影响两方面。因为人体的肌表筋骨和经络，都与脏腑息息相关，内外相通，彼此联系，人体一旦发生疾病，不论局部或全身，都会出现病理反应。局部的疾病可以影响全身，全身的疾病可以反映于某一局部；内部的病可以表现于外，外部的病也可以传变入里；情志变化可以影响内脏功能，内脏的病变也可以引起情志的异常。所以临证时既要诊察局部，也要审察全身，两者不可偏废。

因人、因地、因时制宜是整体观在临床上的最直接的体现。因人制宜，就是说在辨证时，不宜孤立地只看到病证，还必须重视到病人的整体和不同；因地、因时制宜，是指诊治疾病时，不仅要重视人的特点，还要看到自然环境对人体疾病的影响。

中医体质学无疑带有中医整体观的思想，在因人制宜方面，它更具体、更具有可操作性。但它又与中医整体观在研究的范围、侧重点上有所不同，它承认自然、社会、心理对人体的影响，但它更重视人的因素，主要将人作为主体，研究个体的形态结构、生理功能和心理状态，以及对某些疾病的易罹性和发展的倾向性。

5.4.2　中医体质优化的价值

5.4.2.1　提升中医“治未病”理念

中医“治未病”虽然是延续几千年的中医预防保健思想，且一直在中华民族的防病治病方面起着巨大的作用。中医预防保健是在个体化的中医体质辨识基础上进行的个体化的中医健康干预，不同于现代预防医学的群体预防手段，所以对个体的健康帮助更具体、更有针对性，可以与现代预防医学形成互补。

在中医学界，“治未病”的理论继承挖掘、科学研究和推广应用取得了一定的成果，但普通群众对于“治未病”的知晓程度仍然不高，说明在现有的预防保健服务模式中，中医的预防保健理念尚未得到有效推广。分析其原因，可能在于开展中医预防保健的服务机构还很少，或尚处于起步阶段，技术服务手段尚不完善和成熟，人们对于“治未病”的切身体验很少。

5.4.2.2　提供中医特色预防保健服务

中医医院和社区卫生服务机构是人们认为提供中医特色预防保健服务的前两名机构，这与目前“治未病”健康工程的试点单位选择思路是一致的。从中医预防保健的技术体系来看，中医医院是中医预防保健核心技术的集中地，拥有提供中医预防保健服务的技术手段。

事实上中医医院已经开展有大量的中医预防保健服务项目，如为预防冬季慢性疾病复发而开展的冬病夏治，在体质辨识的基础上研制的膏方，以及推拿、针灸等。中医医院丰富的中医预防保健手段在一定程度上弥补现有预防保健服务机构服务内容匮乏的不足。同时，掌握中医医学理论和技术的高层次人才主要集中在中医医院，符合人群在选择中医预防保健服务机构时首先考虑专业技术水平高的特点。从实践上看，因为中医医院具备各项成熟的技术条件，所以能迅速构建起功能完善、组织管理健全的“治未病”中心，开展中医预防保健服务。

中医“治未病”是中医理论最具影响的学说之一，古代医家总结了许多“治未病”行之有效的治疗方法和手段，简捷适用，诊疗器具携带方便，易于操作，便于掌握，费用低廉，是中医预防保健区别于现代预防医学的关键所在，是中医预防保健的优势和特长。有学者提出：中医的“治未病”的方法符合经济、适用、有效、覆盖面广的社区卫生服务的要求，更易为一般民众所接受，将其引进社区，与社区卫生服务的功能有机地结合起来，将更符合我国卫生改革的内容和社区居民的消费要求，能更好地提高整个社会的健康水平。另外，完善的中医特色预防保健服务体系需要建立完善的居民健康档案体系，社区卫生服务机构无疑是最佳的承担机构[25]。

5.4.2.3 提高中医预防保健服务的群众基础

从总体上看，中医预防保健的主要技术手段（包括中医体质辨识、中医健康干预和中医健康咨询）得到了群众的认可，有益于健康且额度低的服务，多数人具有付费意愿。调查结果显示，人群对中医预防保健有客观的需求，并且认可中医预防保健的服务能力。但是，目前的中医预防保健服务量较小，服务面也较窄，尚未形成一定的规模[26]。

体质辨识是中医治未病的抓手，为治未病提供了方法、工具与评估体系。中医提出的“一级预防，未病先防；二级预防，欲病早治；三级预防，既病防变”体质防治理念，针对不同人群制订相应的预防保健措施，为人群治未病提供方法与途径。

以中医体质学说为指导的养生方法是健康管理、健康计划的重要内容，具有广泛的应用前景。按照中医体质学理论，根据门诊所收集的全面资料，对个人进行综合分析，判定其体质类型。依据病理体质类型学与传统中医食疗学给出个性化的饮食调养、情志调节、运动锻炼、生活方式调整等中医健康改善计划，对于改善个人健康水平，实现健康管理的目标有重要意义[27]。

体质预防学研究，贯彻了中医学“治未病”的学术思想。其意义在于为从人群的角度预防疾病提供了理论和方法，使传统中医学从“养生避邪”的个体预防阶段进入群体预防阶段。

体质与养生康复，强调强身防病、促进疾病康复时，必须考虑体质因素。使体质偏颇得以纠正；既病以后，结合体质辨治，或益气温阳，或滋阴养血，或理气活血，或祛痰化湿，则可促进疾病康复。现代医学认为，人群中任何两个个体之间的 DNA 序列约有 0.1% 的差别，这种 DNA 序列的差异在很大程度上决定了他们对疾病的易感程度。随着基因组学和蛋白组学的飞速发展，现代医学对人群个体之间疾病易感性和药物反应性的认识更为深刻。已有学者正在研究通过全人类基因芯片技术探讨中医体质分类的分子机制，一旦体质差异基因确定后，就可以设计出针对不同体质类型个体的治疗药物，更好地指导治疗。并为不同体质类型相关疾病的诊断和辨证论治提供新的方法，通过体质基因表达谱的检测普查预测相关疾病的发生，以便早期预防[28]。

在医学科学领域，中医体质研究可以为贯彻个彻个体化诊疗提供理论支撑和应用模式；在生命科学领域，中医体质研究涵盖了社会因素、自然因素、心理因素、遗传因素等多个方面，特别是在功能表达的生命信息等方面，可为生命科学提供新的认识体系和整体、系统、动态研究人类的思维模式。

5.5 健康膳食服务——药食并用，调理阴阳

“民以食为天”，膳食是维持人体生命活动必不可少的物质基础，是人体脏腑、四肢百骸得以濡养的源泉。膳食护理是中医护理的重要组成部分，也是辨证施护的重要方法[29]。

在科学技术迅速发展、医学基础理论体系丰富、各学科高度分化和综合的今天，把中医护理学从庞杂的中医学体系分离加以整理和总结，和现代科学技术有机融合，建立具有传统中医特色的崭新的中医护理学很有意义，而中医膳食护理又是中医护理学的重要组成部分，也是辨证施护的重要力法之一，所以应在正确的中医整体观念、辨证施膳理论指导，结合临床实践，深刻了解食物与疾病的关系[30]。

5.5.1 中医膳食护理的内容

“药食同源”，应用中医食疗的基本理论指导饮食调护，是中医临床护理的一个重要组成部分。辨明证候，根据时节、地理、病人个体情况，选准食物，就能提高疗效，使病人尽快康复。

5.5.1.1 饮食因人而异

人的体质有寒、热、阴、阳之分，食物也因其四胜：温、凉、寒、热作用于机体。食物与药物来源相同，食物性味和药物一样，均具有寒热温凉四性，辛甘酸苦咸五味，在功能上共同有温清补泻作用。在临床中医护理中，应根据患者的性别、年龄和体质，合理安排膳食，对老人、小儿、孕妇、产妇、调经期及哺乳期的人群特殊对待。对于老年人而言，身体衰弱，各器官大多都已老化，身体劳损比较严重，总体看来：脾胃虚弱，羸弱乏力，元气不足，眼花耳聋、腰脚酸痛等是其共性。但除此之外，他们的疾病又依各自体质的不同而有所区别。比如同为补益脾胃的食疗护理，又可以细分为脾胃阳虚食少瘦乏的羊肉索饼、脾胃气弱兼有内热的蕾菜羹、胃弱脾虚不能饮食的酿猪肚、脾胃气弱阴阳失调的鸡子博饪、脾胃气弱食滞气逆的鼓末索饼子、脾胃虚冷少食的羊脊骨粥、脾胃气弱虚热呕吐的黄雌鸡馄饨方等；小儿因脏腑娇嫩、气血未充、功能不足，则宜食用温软、富含维生素及蛋白质的食物，如鲜乳、奶制品；而妇女在经期、孕期、哺乳期等不同时期则易选择补气、补血、通乳的食物。

5.5.1.2 饮食因病而异

由于个体素质和生活习惯不同，感受病邪不同或感受同一种病邪也会因体质差异出现不同的证候，膳食护理应遵循整体观念这一基础理论，高度重视协调人体、人与自然环境间的相互关系，保持人体内外环境的统一性。如成年人外感风寒，因其体质壮实可选用发散作用较强的膳食，如姜糖饮。而老年人外感风寒，因其年老体虚，则宜选用温和补益的膳食，如木耳粥和人参桂枝粥。

5.5.1.3 饮食因时而异

在膳食调护时，根据不同气候特点及地理环境之差异，应因时因地灵活选择不同性质、不同功用的膳食。春季气候较温，阳气开发，万物生机勃勃，膳食调护应以辛凉疏散为主，可进食葱、肝、香菜等以振奋阳气。夏季气候炎热，暑湿较重，以喜凉为特征，膳食调护应以清属生津为主，可进食苦瓜、黄瓜、绿豆粥等。秋季气候凉爽，以收敛为主，适宜平补润肺，宜食百合、蜂蜜、梨等。冬季气候寒冷，易外感寒邪，损伤阳气，宜食甘温补阳、散寒扶正的食物，如羊肉、狗肉、火锅等。

5.5.1.4 审症求因

不同性味的食药若搭配得当可相互加强作用，起到良好的预防疾病和辅助治疗疾病的作用。如当归羊肉生姜汤中羊肉得生姜配合可加强温补之功。注意饮食宜忌，忌口的范围包括食物与药物之间的禁忌，脏腑病变时对饮食的禁忌，四时气候对饮食的禁忌，以及某些过敏体质病人对“发物”的忌口。如果糖尿病合并有皮肤感染，应“忌口”，“忌口”就是要忌民间所说的“发物”，“发物”如水产品中的带鱼、黄花鱼、鲤鱼、鲫鱼、蛆子、蛤咧、螃蟹、大虾；禽肉中的羊肉、狗肉、驴肉、马肉、鹅肉、鸡肉、蔬菜中的韭菜、芹菜、茴香、香菇等。这些食物多属甘温香燥之品，食后往往助热生火，皮肤感染的病人切忌。饮食护理的另一方面在于持之以恒，只有长期食用既可充饥达到药用的目的，又无毒副作用[31]。

饮食护理是护理学中一个重要的组成部分，体现了中医护理特色。护理人员要根据病人的具体情况，制定相应的饮食计划，指导病人，这样才能有利于疾病的转归，在防病治病，维护健康方面发挥着重要的作用。

5.5.2 中医膳食平衡的价值

法国营养学家说过：“一个民族的命运是看她吃的是什么和怎么吃。”可见饮食问题何等重要，中西营养学的理论核心——膳食平衡是解决这个问题的关键。膳食平衡一词是现代营养学首先使用的，但膳食平衡思想在中医学中不仅早已存在，且内涵丰富，特点明显，揭示了人类吃饭的本质，打开了中国饮食有益人体健康的秘密，扩大了现代营养学研究思路。

5.5.2.1 挤其不足，以泄其过

中医膳食平衡思想在其形成、发展的过程中，最早使用、最常使用、最能代表的词就是“和”。和，本是中国古代哲学的一个极重要的范畴。最早见于侧

语《郑语》史伯对郑植公的谈话：失和实生物，同则不继，以他平他谓之和，故能丰长而物归之。”在《左传昭公二十年》中，齐侯和晏子有这样一段对话：“愁曰：和与同异乎？”对曰：“异，和如羹焉，水、火、醢、酿、盐、梅，以烹鱼肉，蝉之以薪，宰夫和之，齐之以味，济其不及，以泄其过。君子食之，以平其心。”这里虽是晏子以饮食的适中和平衡来阐述哲学上“和”的深奥含义，但至少说明饮食平衡的思想早已深植人心了，乃至于在周朝的典章制度中也有此类规定。《调礼天官家宰》记载：食医掌和王之六食、六饮、六膳、百羞、百酱、八珍之齐。贾公彦疏曰：掌和王之六食以下者，此等并是膳夫所掌，此食医调和而已。可见，这里的饮食之和，就是饮食平衡、协调，是把多样而丰富的食物加以增减配合，挤其不足，以泄其过，使其适中。从理论形成之初，其含义就有别于现代营养学的膳食平衡理论。

5.5.2.2　结构合理、阴阳协调

现代营养学的膳食平衡主要是指膳食中的营养素和热能符合供给量。而传统膳食平衡思想的内涵十分丰富。它包括了膳食的结构合理、阴阳协调、性味和谐、辨证用膳、因异制宜等。

膳食结构合理食物的种类和数量是决定人体健康的基本因素。食物对人类健康的重要性，人们研究的理想膳食目标，关键在食物的种类和数量的合理搭配，即食物结构的科学性。营养学家们常常提醒人们注意，世界上没有不好的食物，只有不好的膳食结构，膳食结构的合理与否，要比某种单一食物质量的优劣重要得多。

我国传统膳食结构是经过炎黄子孙数千年甚至更长时间的生活经验积累而逐步形成的，当然也有赖于许多前辈先贤的总结概括。我国古代文化巨匠孔子就较早地对我国传统膳食结构理论进行了提炼，他在《论语・乡党》中指出：“肉虽多，不使胜食气。”即是指日常饮食应当以食谷为主，即使肉多时，亦不可食肉超过食谷，也就是说动物性食物不应超过植物性食物，这是孔子指出的膳食结构中动植物性食物的大致比例。古代的营养学家则对之论述更为具体。《黄帝内经》指出：“谷为 787 养，五果为助，五畜为益，五菜为充，气味合而服之，以补精益气。”这里的养、助、益、充，“养”占主要地位，助、益、充是辅助性的，主次分明。其后的营养学家、美食家也基本肯定了这一模式。以粮食为主制成的粥饭就被王孟英称为世间第一补人之物。袁枚也认为“饭是百味之本”，他还进一步发挥说：“官贵人家讲菜不讲饭，逐末忘本，真为可笑。”

此也正应了当今时弊。

中国传统膳食结构非常注重食物之间的合理搭配，即所谓气味合而服之。这里是指和合，气味和合，是指相搭配的食物性味等内容的平衡、协调，这是中国传统膳食平衡思想的又一重要内涵，其奥妙恐非外人所能洞察。膳食阴阳协调阴阳协调是中医膳食平衡思想的核心内容之一，是建立在中医学对人体生理上阴阳平衡、病理上阴阳失衡以及对食物性能具有阴阳属性的认识基础上的。人之健康是机体阴阳处于相对合理的动态平衡中，即所谓期平阳秘，精神乃治。人之疾病是机体阴阳偏盛偏衰处于失衡状态的反映。食物和药物一样，皆各有性，虽其矢毒，但有食性之偏，偏于阴，则属阴性食物，偏于阳，则属阳性食物。利用食物的阴阳偏性，调整人体之阴阳，使之趋于平衡，这就是膳食平衡中的阴阳平衡。《素问·阴阳应象大论》中将食物性能简单地概括为气，分别其阴阳属性时则阳为气，阴为味。论述食物的气味阴阳在人体生理及病理上的作用时指出：珠归形，形归气，气归精，精归化。精食气，形食味，化生精，气生形，味伤形，气伤精。精化为气，气伤于味。这以食物气味阴阳的对立、互根、消长、转化的规律，从正反两方面论述饮食与人体形、气、精之间的生化及其相互影响，说明人体阴阳之要贵在平和，平和之用，在于生化，生化之根，重在精气，精气之充，源于饮食，饮食不节，精气乃伤，平衡乃失。可见饮食之气味阴阳在人体阴阳平衡中扮演着十分重要的角色。

膳食性味和谐欲使膳食能真正营养形体、平衡功能，单以阴阳属性分析食物，则嫌过于笼统，实际应用中难以掌握。因此，中医营养学又将食物的性能细化，建立食物性味理论。医食同源，药食同性，食物与药物一样，具有四性之异、五味之别。膳食平衡具体到食物性味时即为性味和谐。包括四性和谐、五味和谐、性与味和谐，是膳食平衡的进一步延伸。

膳食四性和谐四性，即食物的寒、凉、温、热。四性和谐，即膳食寒热平衡。其含义，一是膳食内部食物之间寒热平衡。譬如吃寒性食物时搭配热性食物，如螃蟹属寒性，生姜属热性，吃螃蟹时要佐以姜末等；二是膳食之寒热与机体之寒热相平衡，即《内经》所谓“热者寒之，寒者热之”之理。如体质偏热者，不宜吃羊肉、狗肉等热性食物，体质偏寒者，如胃寒、哮喘病人，忌食鸭肉、绿豆、竹笋等凉性食物。而热者寒之，寒者热之，以平衡机体寒热为目的，谨防矫枉过正。

膳食五味和谐辛、甘、苦、酸、咸，乃食物五味。组成膳食，食物之间五味必须和谐，方可增进食欲，有益健康，反之会带来弊端。如甜食有补气血、解除肌肉紧张和解毒功能，但食糖过量易影响食欲，久则热量过剩，以致湿热蕴结而成肥胖；酸味可增加食欲，健脾开胃，且可增强肝脏功能，提高钙、磷的吸收率，但过食酸味易使消化功能紊乱；苦味可除湿、利尿，且对调节肝、肾功能有益，但苦味过浓会引起消化不良，即所谓苦少健胃，苦多败胃；辛辣能刺激胃肠蠕动，增加消化液分泌，促进血液循环和机体代谢，而过食辛辣对眼疾、口腔炎及痔疮、便秘等不利。

膳食性与味和谐食物皆有性和味两方面，同性不同味或同味不同性的食物，其作用殊异，因此，实际饮食生活中，很可能会出现性和味不和或味和性不和的情况，最终会影响到膳食对人体的平衡作用。所以《内经》强调应气味和合，亦即平衡性味，方能补精益气，平衡机体，延年益寿。

膳食辨证（体）用之辨证用膳是中医膳食平衡思想的精髓。中医学认为，一种疾病可随病因、体质、年龄、气候、地域或发展阶段等因素的变化，功能失衡状态随时发生改变，而表现为不同的证。所谓辨证施食，就是根据不同的病证来选配食物，调整机体失衡状态，使之重归平衡。其实，机体在生长发育和新陈代谢过程中，平衡是相对的，失衡是绝对的。我们每天都要进食，亦即通过饮食调整机体的失衡，使之趋于相对的平衡。只不过对正常人（失衡未达到发生疾病）我们称之为食养，对病人称为食疗，对体质虚弱的人则称为食补。习惯上，食养则辨体调食，食疗则辨证施食，食补则辨虚论补。无论辨体、辨证还是辨虚施食，亦如用药，总属泻其有余，补其不足，以平衡机体为目的[32]。

5.5.2.3 促进人与自然社会平衡

中医膳食平衡思想由于受到中国古代哲学思想影响以及独特生命观的支配，因而具有明显的中国传统文化特点，即整体平衡观和动态平衡观。

整体平衡观中医膳食平衡思想是建立在中医学生命整体观基础上的。中医学认为，人类生命机体是一个有机联系的整体，在形态结构上，人体的每个脏腑、器官、组织都存在于有机联系的整体中；在生理功能上，互相协调，互相制约，任何一个脏腑、器官、组织的功能活动都是整体功能活动不可分割的一部分，每个器官、组织、系统在整体中既分工不同，又密切配合。如对饮食的消化吸收及饮食对人体的作用就充分体现了人体的整体性。《素问·经脉别论》说：“饮入于胃，游溢精气，上输于脾，脾气散精，上归于肺，通调水道，下输膀胱。”又说：“食气入胃，散精于肝，淫气于筋，食气入胃，浊气归心，淫精于脉，脉气流经，经气归于肺，肺朝百脉，输精于皮毛，毛脉合精，行气于府，府精神明，留于四脏，气归于权衡。”这说明饮食的传化、输布和排泄，除靠脾胃的腐熟运化和输布作用之外，还需依靠肝气的疏泄，肾气的温煦，肺气的宣散，心脉的载运，以及小肠的泌别清浊和大肠的传导等，而不是像现代营养学对饮食的消化、吸收、利用的认识比较局限于消化系统。

中医学不仅认为机体本身是一不可分割的整体，其任何一项功能活动的正常进行，都必须依赖于整个机体的配合，而且认为人类生命活动还与外界环境融为一体。气候的变化、寒暑的更迭、地域的不同、社会人文环境的差异等，都对人的功能活动产生影响。一方面，人体可以通过其内部的自我调节来适应外界环境的变化，另一方面也可以主观能动地通过改变外界环境来保持人体内部的完整协调统一。饮食就是影响人体内部完整协调统一的重要外界环境因素，同时饮食也是协调人体内外环境相统一的最常用最有效的手段。因此，中医膳食平衡思想就必须从人是有机整体和人与自然、社会相统一的整体观点出发。考察前述的中医膳食平衡思想内涵，无处不体现出整体观。

动态平衡观中医膳食平衡思想又是建立在中医学生命动态观基础上的。中医学的生命观认为，生命是天地阴阳对立统一运动的结果。中医学认为，生物体没有“升降出入”的矛盾运动，就不能完成整个生命运动过程，但运动必然有成败，生命也就有生死，正如《素问·六微旨大论》所说：“城败倚伏生乎动，动而不已，则变作矣。”那么欲使生命体存续，就必须使处于升降出入运动变化状态下的生命体保持着运动的相对平衡，即所谓“升降出入，四者之有，而贵常守，反常则灾害至矣”，这也符合恩格斯暂时的“平衡状态……是生命的根本条件”《自然辩证法》的观点。所以，中医学认为生命活动中的运动是绝对的，运动中的失衡也是绝对的，运动中总是不断打破生物体内暂时的相对的平衡状态。反之，人类又通过利用各种有利因素不断地调整机体的失衡状态，使之趋于相对平衡，从而保持着生命的延续。因此，中医膳食平衡思想在这样的生命观指导下，就只能是动态的平衡[33]。

5.6　健康体育服务——动静结合，生命之道

中国的传统健身和养生文化博大精深、源远流长。中医院校的大学生在学习具有深厚文化底蕴的传统医学书籍时，可以驾轻就熟地同时接受传统健身文化[34]。传统保健体育是中华民族灿烂文化的一部分，其养生思想、理论和方法的精华部分，在数千年的流传过程中经历了反复筛选，被保留下来。理应挖掘、

继承和弘扬传统保健体育中的精髓。树立“以人为本，健康第一”的教育理念，构建与以往课程不同的校本课程体系，充分发挥了传统保健体育“身心兼修”的育人功能，为振兴中华服务[35]。

5.6.1 中医健康体育的内容

5.6.1.1 调节阴阳

阴阳，是中国古代哲学的一对范畴，是对宇宙间万物，各种状态中存在的两种对立的组成形式的概括。它认为万事万物都含着阴阳两个方面，而阴阳的对立统一活动是宇宙间一切事物产生、变化和消亡的根本原因。从中医学的角度看，人体脏腑也同样存在五行匹配、阴阳协调。中医学认为“人身，阴阳也，阴阳，动静也；动静合一气血畅通，百病不生，乃得尽其天年”。要求我们在练静功时要“外静内动，静中有动”，以便动静互根、阴平阳秘，以太极拳为例《素问·四时调神大论》说：“夫四时阴阳者，万物之根本也。”《内经》云：“阴平阳秘，精神乃治”，太极拳功理正体现了这一学说。如太极拳预备式要求“十趾抓地头顶天，舌顶上腭垂两肩，尾闾中正松腰胯，提肛运气归丹田”意思是说练功时，首先要根基牢固，十趾抓地使涌泉穴接地，头顶天使百会穴通天，从而达到天地相应，阴阳结合，精神内守，气运丹田。舌顶上腭以接通任督两脉，脊柱中正身体不俯不仰，松腰胯，沉肩重肘，从而使气血流通起到阴平阳秘的作用。再有，阴和阳代表着相对立又相互关联的事物属性，认为天为阳地为阴，外为阳内为阴，背为阳腹为阴，动为阳静为阴，形为阳神为阴。太极拳则全面体现了以上各种阴阳相对的关系，其要求动静结合，形神兼备，内外相合，虚实分明，表里协调。

5.6.1.2 调和精、气、神

《素问》说：“积精会神……精者，生之本也”精气足则人的生源充足，源足则身体强壮。太极拳一开始就要求运气扫丹田。丹田中藏有“元精”、“元气”、“元神”。精、气、神是人体三大物质要素，气沉丹田，也就是藏精，藏气，藏神。中医学认为：“气为血之帅”，“气行则血行，气滞则血瘀。”传统养生体育以调阴阳，和气血，保精神为原则，运用调神等手段，以达到健康长寿的目的。如传统养生体育中的导引养生以“导气”为根本，来达到行气血的目的，这就抓住了中医学中气血理论的精髓。通过以行导气、以息导气、以意导气，使气血顺着人体的十二经脉，奇经八脉，常用穴位进行运转循环，从而把天地间精华采进来，把人体内部病气排出去。这样，就使人体内部不断充实“真气”、“正气”，增强自身防病治病的能力，达到强身健体、延年益寿的效果。

5.6.1.3 未病先防

中医的经典理论可以充分表明中医在疾病的治疗、预防中“未病先防、已病防变”的观点。中医强调的是对疾病的防预。中医古典医著《黄帝内经》中提出“不治已病，治未病的观点”的观点，喻示人们从生命开始就要注重养生，才能保健防衰和防病于未然。“动而不衰”是中华民族传统养生体育思想的基本观点，《吕氏春秋》提出：“流水不腐，动也，行气自然，行不动，则精不动，精不动则气郁。”汉代有“五禽戏”，宋代有“八段锦”，明清有“太极拳”等。中医学强调“防病为患”，认为锻炼身体，增强体质是减少和防治疾病发生的一项重要的措施。中国养生体育在中医养生的理论基础上结合实践活动创造一系列的如导引养生、叶纳、五禽戏、八段锦、十二月坐功、太极拳、气功、武等修身养生的传统运动项目，对练精生气，养神健身有独特的作用和效果。传统养生体育正是因其能促进身体血脉流通，关节疏利，气机畅通，而被视为是减少和防治疾病的手段[36]。

5.6.2 中医传统养生体育的价值

5.6.2.1 全民健身，促进人们和睦相处

传统体育养生学注重对生命个体的开发与完善，把个体的成功作为社会进步的基础，科学地揭示了人的本质，为“以人为本”思想的确立奠定了科学基础。坚持以人为本，促进人的全面发展，是社会主义本质的集中体现，也是传统体育养生孜孜以求的目标，传统体育养生学讲求“贵己了重生”，崇尚从现实出发的对生命个体的改造，并通过个体的行为对社会环境施加影响。

传统体育养生可以有效地降低人们的医疗费用，缓解社会矛盾。传统体育养生不同于追求人体极限的竞技体育，运动形式比较舒缓，运动量适宜，能很好地起到“有病治病、没病防病”的效果。据调查显示，经常练习传统体育养生功法的人群，医疗费用支出明显的低于不经常练习的人群。而在经常练习的

人群中，中老年群众占据了很大比例，中老年人群相对而言属于社会的弱势群体，经济收入水平较低，传统体育养生降低了他们的医疗费用，也就等于增加了他们的收入，可以在一定程度上缓解社会收入分配拉大的矛盾。

传统体育养生是开展全民健身运动的重要内容，可以有效地增进人们之间的和睦友好。传统体育养生以追求身心平衡发展为原则，注重人体心理与生理之间的健康关系，注重人与环境、人与自然、人与人之间的和谐关系，符合中国人的思维方式、处事原则和审美要求，天然地占据着全民健身运动的重要一隅。传统体育养生要求心情舒畅、无为不争，注重个体涵养的增加和修为的提升，可以有效地增进人们之间的和睦友好[37]。

5.6.2.2 减少和防治疾病

《素问》说："积精会神……精者，生之本也。"精气足则人的生源充足，生源足则身体强壮。太极拳一开始就要求运气扫丹田。丹田中藏有"元精"、"元气"、"元神"。精、气、神是人体三大物质要素，气沉丹田，也就是藏精，藏气，藏神。中医学认为："气为血之帅，气行则血行，气滞则血瘀"。传统养生体育以调阴阳，和气血，保精神为原则，运用调神等手段，以达到健康长寿的目的，如传统养生体育中的导引养生以："导气"为根本，来达到行气血的目的，这就抓住了中医学中气血理论的精髓通过以行导气、以息导气、以意导气，使气血顺着人体的十二经脉，奇经八脉，常用穴位进行运转循环，从而把天地间精华采进来，把人体内部病气排出去。这样，就使人体内部不断充实"真气"、"正气"，增强自身防病治病的能力，达到强身健体、延年益寿的效果。

未病先防的中医理念在传统养生体育中体现，中医的经典理论可以充分表明中医在疾病的治疗、预防中"未病先防、已病防变"的观点。中医强调的是对疾病的防预。中医古典医著《黄帝内经》中提出"不治已病，治未病的观点"的观点，喻示人们从生命开始就要注重养生，才能保健防衰和防病于未然。"动而不衰"是中华民族传统养生体育思想的基本观点。《吕氏春秋》提出："流水不腐，动也，行气自然，行不动，则精不动，精不动则气郁。"汉代有"五禽戏"，宋代有"八段锦"，明清有"太极拳"等。中医学强调"防病为患"，认为锻炼身体，增强体质减少和防治疾病发生的一项重要的措施。中国养生体育在中医养生的理论基础上结合实践活动创造一系列的如导引养生、叶纳、五禽戏、八段锦、十二月坐功、太极拳、气功、武等修身养生的传统运动项目，对练精生气，养神健身有独特的作用和效果。传统养生体育正是因其能促进身体血脉流通，关节疏利，气机畅通，而被视为是减少和防治疾病的手段。

传统养生体育促进了中医理论的发展，由脏象，经络等十一种学说组成的中医理论体系，在其形成的过程中，采用了包括自我感知在内的七种研究方法，也就是说传统养生体育为中医理论的形成和确立提供了可贵的依据。传统养生体育由实践上升为系统理论时，借助了当时先进的哲学思想和中医理论在其质的飞跃中，又反过来对中医理论以深刻的影响。如命门学说。秦越人通过气功实践，对命门做了生动的描述和探讨；晋代葛洪在《抱朴子》中提出的丹田说，确立了其关系性命、温养全身的地位。明代张景岳提出："人之初生，生予脐带，脐接丹田，是为气海，即命门也。"这就把丹田与命门联系了起来。清代的潘伟又对其与元气，阴精的关系做了更为明确的概括，他说："五脏之真精，即元气之分体也，阴阳开合存乎此，呼吸出入系乎此，无火能令百体皆温，无水而能令五脏皆润。"从这里可以看出，命门学说是中医理论与实践逐步结合的产物，也是中医温补学派最突出的观点，更体现了传统养生体育对中医理论的影响和促进[38]。

5.6.2.3 推进全民健身，构建大众体育健身体系

中医理论强调通过调理来提高人体的免疫功能，促进身体各器官的协调发展，进而有效地提高人体身心的健康水平而体育则是通过身体的有效运动，来促进身体各器官功能提升，进而达到健身的目的。中医理论在健康理念上与体育具有重要的相似性与共融性，由此可见，在全面推进全民健身运动、构建具有民族特色的大众体育健身体系的社会发展新形势下，将中医理论有机的引人到中医院校体育教学，不仅必要而且切实可行。

(1) 有利于中医理论的继承与发展

中医理论博大精深，是中华民族优秀的文化遗产，是推动与维护人类社会健康发展的宝贵财富。该理论所彰显的"天人合一"的哲学思想，蕴含着深邃的健康理念，更易于为广大民众所认同与接受。中医院校是为我国社会培养与输送优秀的中医人才的基地，肩负着对中医理论有效传承与发扬光大的重要使命，而体育教学是提高学生体育综合素质能力，促进其终身体育思想形成的重要途径，其实质在于提高学生的健康水平，两者间因健康而达成有机的相适与相融。

(2) 有助于学生修身养生意识与能力的提高

中医理论的核心思想在于通过调理来实现身体各器官的和谐发展，达成与

环境的有机相适，促使人体免疫能力的提高，进而产生消除疾病、维护健康的功效。而体育运动同样具有巨大的健身价值，是获取健康的重要途径。在中医院校体育教学中引人中医理论，有利于实现两者间的互融与互补，使得健身价值愈加凸显。

(3) 为社会培养与输送具有较高综合素质能力的中医人才

中医院校的培养目标体现在为社会培养与输送具有较高中医理论与中医技能的合格人才，体育教学的目的在于全面提高学生的综合素质能力，为其未来的自我全面发展打下坚实的基础。因此，将中医理论引入中医院校体育教学，构建起独具中医院校特色的体育教学体系，促进中医院校体育教学与专业教学资源的有机融合，进而实现资源开发的最大化，实现中医院校专业与体育的教学结合。这不仅能够拓展中医院校体育教学改革的发展思路，同时，还能够为构建全新的体育教学模式提供理论依据与支撑，是新形势下实现中医院校体育教学改革发展的重要举措。

(4) 促进学生综合素质能力的提高，提高体育教学改革的实效性

中医理论的引入，实现了民族文化精髓与体育教学的有机融合，能够进一步阐述健康的重要作用，提高学生的健康意识，达成对中医理论的有机顿悟，提高对体育学习重要性的理解与认知水平，进而形成良好的自主学习习惯，这对于全面提高学生的综合素质能力具有极其重要的促进作用，由此为提高体育教学改革的实效性提供必要的保障与助推。

综上所述中医体质理论在学校体育的应用与探索中具有重要的学术意义和应用价值。随着中医体质理论的进一步发展将会更深远地影响到其他领域的进步，虽然在某些方面仍存在相结合的科技难度，但随着中医体质理论的研究进程，我们定会共享其资源，促进学校体育事业的巨大发展。

5.7 健康医术服务——道法自然，无为而治

任何疾病，都是从“未病”向“已病”转化的。“治未病”是中国传统医学的重要理念之一，早在《黄帝内经》中就已出现“治未病”的概念。《素问·四气调神大论》里指出，“圣人不治已病治未病”，张仲景在《金匮要略方论》的开篇也指出，“上工不治已病、治未病”。传统的医术手段对于“治未病”作用明显，以下主要对针灸、拔罐、推拿和刮痧这四种传统医术的实践内容进行梳理，并探讨这些传统医疗手段的健康表达。

5.7.1 健康医术服务的实践

5.7.1.1 针灸

“针、灸”两个字分别指针法与灸法，针灸即是一种利用针刺艾灸来预防并治疗疾病的方法。先民首先发现可以用针刺来治病，之后源于对长寿的追求，开始尝试用各种方法来对身体进行保养，包括针刺。经过历代医家的不断完善，针法在治病及养生方面已形成系统性的理论。由于艾灸和针刺皆作用于人体的经络穴位，故而合称为“针灸”。

我国古代先民很早就发现了针灸的保健养生作用。《黄帝内经》里已有记载运用针灸来预防疾病的案例，如“上工刺其未生者也，其次刺其未盛者也，其次刺其已衰者也”。唐晋时期，艾灸主要用于保健。这一时期的医家运用灸法偏向两个重点：首先，未雨绸缪，比如孙思邈在《千金要方》中云，“凡人吴蜀地游宦，体上常须三、两处（足三里）灸之，勿令疮暂瘥，则瘴病温疟毒气不能著人也”；其次，运用艾灸将疾病扼杀于萌芽中。自宋朝后，关于针灸养生保健的研究得到了进一步发展，当时的医者已总结出灸法具有延年益寿、调理气血、温阳散寒等温补功效。值得注意的是，这一时期的中医还发现针灸法可有效预防和治疗中风。宋代王执中在《针灸资生经·卷四》中记载：“灸绝骨、三里等穴，凡遇春秋，常灸以泄气，素有风人可保无虞。”现代针灸研究更加关注发挥其提高免疫系统的功效。马泽云和曹毅（2004）发现，艾灸可增强患者的体液免疫功能，使血清中免疫球蛋白明显增高，特异性抗体滴度增加，血清总补体含量升高[39]。

针灸可用来调理，源于其具有疏通经脉、扶正祛邪、调和阴阳的功效。

1）针灸最直接也是最基本的作用就是对瘀塞的经脉进行疏通。采用合适的手法对相应的穴位进行针刺，可恢复经脉的通畅和气血的运行，实现调理或治疗机体的作用。所谓“通则不痛，不通则痛”，正是这个道理。

2）中医的正邪学说认为，疾病的发生、发展及转归，根本上是正邪两气力量对比的结果。针灸之所以能治疗疾病，正是源于其扶正祛邪的作用，即通过提高机体自身免疫力来抵抗病菌干扰，并最终战胜疾病。

3）针灸可以调和阴阳。中医受中国传统哲学观念的影响，认为人具有阴阳两种属性，若是阴阳平衡被打破，疾病就会乘虚而入。针灸通过特定手法作用到具有阴阳属性的经络上，实现了人体阴阳平衡的调和。

针灸的刺法、灸法种类较多。传统的针灸刺法主要有毫针刺法，其他刺法有皮内针刺法、三棱针刺法、芒针刺法以及火针刺法等。艾灸疗法主要有艾条灸，包括温和灸、雀啄灸和熨热灸。到了现代又新增了耳针法、眼针法、腕踝针法、声电波电针法、穴位激光照射法和穴位电离子透入法等[40]。

5.7.1.2 拔罐

拔罐疗法，即借助罐这一基本工具，通过燃火、抽气等方法使罐内产生负压，从而吸附在体表的某些部位产生瘀血，来实现通经活络、祛湿散寒、行气活血、平衡阴阳、消肿止痛等功效的一种传统中医疗法。拔罐疗法的历史悠久，马王堆出土的帛书《五十二病方》已有拔罐疗法的雏形“角法”的记载。

扶正祛邪是中医的重要理念。当人们受到风、寒、湿、燥、暑、热的侵袭或是自身内伤的影响时，一些致病因子侵入体内，引发气血紊乱，不能通畅，最终导致各内脏的功能失调。按照中医学的观点，经络是连接人体各个器官、四肢、关节等的通道，通则不痛，不通则气血不畅，以至各个器官、四肢、关节等产生问题。中医认为拔罐具有通经活络、调节气血的作用。其原理是拔罐通过真空产生的压力达到对皮肤腠理及经络穴位的吸拔，使得毛孔打开，体内的致病因子被吸出体外，从而疏通原本堵塞的气血经脉，调整脏腑功能，实现预防及治疗的作用。

试验表明，拔罐之所以能发挥功效，是因为自身溶血的作用。拔罐过程中，罐内空气减少形成的气压对人体皮肤及皮下组织产生了吸力，使得皮下的毛细血管产生破裂，形成瘀血，这就是自身溶血现象。自身溶血会产生一种组胺和类组胺物质，这种物质会随着体液的循环流遍全身，同时对机体器官产生一定刺激。这种刺激告诉人体其他组织有受伤部位，须加强对致病因子的抵抗力，因此这段时期人体的免疫力和康复能力都有较大提升。现代医学认为，拔罐负压的刺激，能使局部血管扩张，促进局部血液循环，改善充血状态，加强新陈代谢，改变局部组织营养状态，增强血管壁的通透性及白细胞吞噬活动，增强机体体能及人体免疫能力[41]。

火罐的种类较多，临床上以竹筒火罐、陶瓷火罐、玻璃火罐和抽气罐为主。南方产竹区，大多以竹罐为拔火罐的工具。陶瓷火罐的内外壁平滑、不粗糙，具有较强的吸拔力。另外，根据不同的罐口直径，陶瓷火罐可分为大、中、小和特小四种型号。玻璃火罐质地透明，使用时可以直观地了解拔罐体表的皮肤充血、瘀血程度，把握留罐时间，因此玻璃火罐特别适合闪罐、留针拔罐、走罐、刺络拔罐等方式，成为当前中医临床使用最广泛的罐具[42]。抽气罐一般使用类似于青霉素药瓶的小药瓶，对瓶底进行切割打磨，保证切口光滑平整，同时保留完整的瓶塞确保抽气成功。临床上运用的拔罐方式以留罐法、闪罐法、走罐法以及刺络拔罐法为主，其适用病症具体见表5-1。

表5-1 四种常用拔罐方式的适用病症

拔罐方式	适用病症
留罐法	风湿痹痛、咳嗽感冒、胃痛、呕吐、腹痛、腹泻等疾病
闪罐法	局部皮肤麻痹、疼痛等病症
走罐法	肌肉丰厚，皮肤平坦部位的病症，如脊背、腰臀、大腿等部位的酸痛、麻木、风湿痹痛等
刺络拔罐法	丹毒、扭伤、乳痈等病症

资料来源：孙涛，何清湖．中医治未病．北京：中国中医药出版社，2010：57～58

5.7.1.3 推拿

推拿，又称“跷引”、“按跷”和“案杌”，是一种针对人体经络穴位的非药物的纯自然及物理疗法。中医通常利用双手进行推、拿、按、摩、揉、捏、点和拍等各种手法，具体作用于特定的腧穴或患者体表，来达到行气活血、疏经通络、消肿止痛、调和阴阳、祛邪扶正的作用。

最早的推拿按摩是人本能的一个动作，在身体出现某些疼痛时，人们会自觉地用手去按压挤捏。尽管推拿看似简单，但人们却一直十分重视并肯定这一传统医术对于人体的保健作用。早在先秦之前人们已经开始重视推拿的作用，《黄帝岐伯按摩》更是有据可考的第一本推拿专著，《黄帝内经》和《黄帝岐伯按摩》中均有较大篇幅详述了推拿的内容。到秦汉时期，推拿从最初的无意识行为发展成一门系统的学科。之后经过无数医家的研究，推拿又产生了许多流派，并在晋唐之际被统治阶层所重视。自我推拿保健的方法多有记载，孙思邈的《千金方》和葛洪的《肘后备急方》里有大量自我保健按摩方法的记载，如天竺国按摩法和老子按摩法等[43]。宋元时期，推拿的手法得以进一步发展。明清时期涌现了大量的推拿专著。新中国成立后众多学者对推拿的理论专著进行了整理，并使推拿日渐科学化。

按摩皮肤可以加强皮脂腺和汗腺的分泌，改善皮肤代谢，具有一定的祛皱、消斑的作用。按摩对缓解肌肉疲劳和痉挛也有着显著作用，适当的按摩能帮助加速骨关节损伤的复原，按摩特定穴位和部分特定的地方可以改善和调节血液循环系统的功能，促进消化，提高人体的免疫功能。另外，与其他传统保健手段所不同的是，按摩推拿不仅对人体生理有保健意义，同时也能对人的心理产生一定调节作用。也就是说，推拿按摩使医患双方一直处于接触状态，不断地触摸、按、揉等动作不仅能松弛患者的身体，还可以纾解心理压力。

按摩的疗法有许多种，如《金匮要略》中的“膏摩法”，王延相在《摄生要义》中的提到的“大度关法”，还有导引法，踩跷法等。常用手法大致有按、摩、推、拿、敲、牵、颤和动等八种[44]。为了达到最佳的保健治疗效果，通常是多种手法配合运用。例如，推法和摩法密不可分，推中已包括摩，因此临床上推摩多配合运用。

5.7.1.4 刮痧

刮痧是以中医经络腧穴理论为指导，通过特制的刮痧器具和相应的手法，蘸取一定的介质，在体表进行反复刮动、摩擦，使皮肤局部出现红色粟粒状，或暗红色出血点等“出痧”变化，从而达到活血透痧的作用[45]。刮痧凭借简、便、廉、效的优点，不仅在临床上得到广泛应用，还顺利推广到家庭的养生保健中。另外，刮痧在运用时配合针灸、推拿以及拔罐等疗法，可更好地实现舒经通络、行气止痛和解毒祛邪的功效。

以出土文物为证，刮痧疗法最早可以追溯到石器时代[46]。那时，人对于生病的机制还无法理解，自然没有人能为他人治病。于是在产生病痛时，人出于本能或者偶然，用石片按摩、捶击、刮掠体表的某些部位，会意外地觉得舒适甚至缓解病痛。于是出现了“刮痧”的雏形，即所谓的“砭石疗法”。到了元代，大医危亦林将古老的“砭石疗法”记载到其著作《世医得效方》中，成为一种治疗痧证（书中为沙，到明代将“沙”改为“痧”）的方法。《世医得效方》中提到，要用苎麻（原始刮痧板），蘸点水，在脖子、两肘、手臂和膝盖处刮掠，直到皮肤上出现红色小点，穿上衣服，喝点葱茶或者粥，只要出了汗，痧证就好了。危亦林还指出刮痧使得“皮肤腠理开发松利，诚不药之良法也”。

与其他一些传统医术手段不同，刮痧强调“急则治其标”，利用各种手法刺激人体经络穴位，使适当部位发红充血，以达到祛邪解毒、行气止痛等目的。因此，刮痧具有见效快的特点。刮痧的功效主要表现在以下三个方面：第一，促进代谢，避免代谢产物淤塞人体，实现排毒功能；第二，调整阴阳，防止外邪入侵；第三，舒经通络，缓解肌肉紧张，减轻疼痛症状。

刮痧一般以刮痧板、刮痧油为基本工具。刮痧板的种类较为丰富，有牛角类、玉石类以及砭石类。值得注意的是，治疗和保健的刮痧板拿法不尽相同。刮痧使用的手法也较为多样，清代郭志邃所著的《痧胀玉衡》记载了刮痧法、淬痧法、放痧法和搓痧法等多种手法。杨金生（2004）将一些常用的刮痧手法进行了总结，包括轻刮法、重刮法、直线刮法、弧线刮法、按揉法、角刮法、边刮法、梳头法、摩擦法、弹拨法、拍打法和逆刮法等共12种[47]。

5.7.2 健康医术服务的健康表达

5.7.2.1 道法自然，以道驭术

《道德经》有言，人法地，地法天，天法道，道法自然。即人的存在效法着大地，大地的存在效法着天，天效法着道，道则是按照其原本的状态存在着。我国古代诸子百家对于生命的观点皆有所不同，这些不同的观点在数千年的文化传承中相互影响、相互渗透，并对中国传统医学的发展产生着影响。上文提及的四种传统医术或多或少都体现了“虚则补之，实则泻之”的辨证思想，同时我国这些传统医术及观点还融合了一些其他哲学的思想，比如五行思想、阴阳思想等。这些与生命规律相关的中医哲学理论，即所谓的“道”。“道法自然”指导着健康医术服务，医术的运用应顺应生命之道，不能违背生命初始的规律。

中国传统五行学说认为万事万物都有着五行属性，例如季节、方位。中医便借助五行学说研究机体的脏腑、经络、生理功能的五行属性及其相互关系，认为人体的内部器官也有着不同的五行属性，属性相同的器官有着一定程度上的联系，疾病的发生主要在于内脏生克制化关系的失常，可根据五行的生克乘侮规律来调整太过或不及。因此，中医可通过望、闻、问、切来观察气血津液、五脏六腑以及经脉关节的变化，以确定病性、病位以及病因，从而利用针灸、拔罐、推拿和刮痧等传统医术手段调理患者的身体，使得原本五行失衡的身体重新获得平衡，恢复健康。

“中庸”一词源于《论语·雍也》记载的“中庸之为德也，其至矣乎，民鲜久矣”。后来，朱熹注释说：“不偏之谓中，不易之谓庸。中者，天下之正道，庸者，天下之定理。”儒家的这一思想渗透到中医理论中，具体表现为中医的阴阳学说。《伤寒论》第58条：“凡病若发汗，若吐，若下，若亡血，亡精液，阴阳自和者必自愈”；尤在泾注：“阴阳自和者，不偏于阴不偏于阳也”。机体最佳

状态的实现，在于阴阳二气在运动过程中的平衡协调。中医学认为，阴阳失衡是疾病发生的根本原因："阴胜则阳病，阳胜则阴病，阳胜则热，阴胜则寒"（《素问·阴阳应象大论》），"阳虚则外寒，阴虚则内热"（《素问·调经论》）；在治疗原则上更处处强调，"谨察阴阳之所在而调之，以平为期"（《素问·至真要大论》），"寒者热之，热者寒之"（《素问·至真要大论》）。针灸、拔罐、推拿、刮痧等传统医术手段正是遵循"泻其有余、补其不足"的原则，使阴阳偏胜偏衰的异常状态回归平衡与正常，使人体正常的生命活动得以恢复。

5.7.2.2 无为而治，以治未病

一位技艺娴熟，医术精湛的中医可在患者尚未发病时通过望、闻、问、切等手段观察确定其所患疾病，并通过针灸、拔罐、推拿、刮痧等传统医术手段为患者调理，在疾病尚未对人体产生严重影响时将其治愈。久而久之，人们习惯在身体稍感不适时就借助中医的这些传统医术手段进行调理，经过发展，形成了中医"治未病"的思想。

"治未病"思想体现了中国传统哲学思想的精髓，即"无为而治"。"人法地"，人效法着这片天地，人本身也可以看作一个小的世界，但是万事万物以及人本身都体现着五行存在，因而人如同这个世界一般，也要保持自身的五行均衡。要实现这样的平衡即要"无为而治"。"无为而治"并非指碌碌无为什么都不去做，而是不去做多余的事情。对人体而言，多余的事即那些超过"度"的行为，如暴饮暴食、经常通宵达旦等。人的机体所具有的免疫力如同水所拥有的自净能力，但是一旦生活中持续出现过度的行为，机体会变得不堪重负，机体的自净能力无法产生作用，疾病就会乘虚而入。因此，传统中医会通过针灸、拔罐、推拿和刮痧等方法来调理身体，不仅可以将一些小毛病剔除，还可以使人的机体保持最佳状态。《黄帝内经》中"正气存内，邪不可干，邪之所凑，其气必虚"提出的"正气"即是人自身的自净能力，只要有这股"正气"身体就不会生病。

受当今社会风气的影响，人必须有所为，需要经常应酬，时常在外奔波，更容易过度饮酒，加之长期的辛苦，人体变得更加疲惫，超出机体所能适应的度。此时机体虽无明确的疾病，但躯体上、心理上会出现种种不适应的感觉和症状，从而呈现出一种机体活力和对外界适应力不断降低的生理状态，即所谓的"亚健康状态"[48]。

由于亚健康的病因、机制比较复杂，单纯用药物进行治疗并不会产生显著

的效果，反之强化机体自身的免疫能力效用更大。借助中医中的针灸、拔罐、推拿和刮痧等传统医术手段进行养生保健，可使机体处于一种更佳的状态，从而避免亚健康状态的出现。此外，传统的中医“治未病”思想对于改善“亚健康状态”有着十分重要的指导意义。若能够真正钻研其中的文化内涵，理解人与自然的平衡、和谐关系，必然会对现代人的日常生活保健产生重要的指导意义，从而拥有更加健康的身体，更加积极乐观的面对生活。

5.8 健康中药服务——源于天然，符合天理

中药是指在中国传统医术理论指导下应用的药物。中药主要起源于中国，除数量众多的植物药外，还有如蜈蚣、熊胆、鹿茸、鳖甲等动物药，如石决明、珍珠母、鲎壳等介壳类药，如石燕、琥珀、磁石等矿物类药。中药养生是在中医“不治已病，治未病”的理论基础上发展起来的，前面所提的医术手段大都是从物理上作用，而中药则是从药理上对人体进行调理。

5.8.1 健康中药服务的实践

5.8.1.1 药物

中国古人很早就发现许多植物不仅有果腹之用，还会对人的机体产生或有益或有害的影响，于是将之称为“药物”。经过无数岁月的尝试、辨别，这些药物的功用得以区分。其中，具有防衰抗老作用的药物，更是被人们所喜欢。古人运用这类药物的目的并非治病，而是延缓衰老、健体强身，即“药物养生”。为了达到药物养生的目的，中国古代养生学家在中医基本理论的指导下，进行了长期的养生防病的医疗实践，并最终总结出一定结论，不仅发现了不计其数的保健养生药物，而且得出众多卓有成效的延年益寿方药。

药物养生具有悠久的历史。自古以来，药物的养生作用便备受重视。养生药物的相关记载不仅出现在众多医药学专著中，一些其他领域的书籍中也有所记录。我国第一部诗歌总集《诗经》中记载了超过 100 种的对身体健康有益的药物；《山海经》收载的药物达 124 种之多，其中动物药 66 种、植物药 51 种、矿物药 2 种[49]。这些药物很多都具有延年益寿的功效，如“枥木之实，食之不忘”、“狼，食之不夭”、“狌狌食之善走”和“木之实，食之多力”等。在古

代，药物的药物理论和治病、养生保健的作用更是得到了系统性的总结。成书于汉代的《神农本草经》是我国现存最早的一本药物学专著，其中记载了大量行之有效的用药经验。从魏晋南北朝到隋唐时期，延寿药物的研究更是得到了开拓性的进展，不少方士、医家开始烧炼金丹，研究和推行秦汉方式的炼丹服石法，从矿物中提取对人有益的元素，陶弘景、孙思邈亦记载有大量炼丹服石的内容。现代药理研究亦证实，不少矿石类药物含有大量对健康有益的微量元素，可一定程度地延缓衰老[50]。新中国成立后，我国开始重视中医在保健方面的作用，颁布了一系列正式的管理方法来规范人们对于养生保健药物的使用。卫生部曾颁布三批共87种药食两用的中药材，可用于制作保健食品；2002年发布的《进一步规范保健食品原料管理的通知》，公布了既是药品又是食品的中药91个，可用于保健食品的中药114个，以及保健食品禁用的中药61个[51]。药物养生的几大类功效具体见表5-2。

表5-2 药物养生的主要功效类别

种类	功效
气血双补类	可填补机体正常生命状态的两大基本元素，提高人体各种功能
健脾益胃类	健脾益胃类药物以培补脾胃为主，固后天之本，增强吸收运化纳谷功能，防止营养失调，气血化生不足，使中气健旺，周身皆得其养，从而延缓衰老
补肾气类	盖肾为先天之本，元阴元阳之所居，肾气旺盛，则延缓衰老而增寿
阴阳双补类	既能补阴、又能补阳，适用于先天不足、病后虚弱或衰老等原因引起的阴阳两虚者
宁心安神健脑类	宁“生之本”，安“水谷之精气”，健“元神之府”，可起到延年益寿的作用

资料来源：徐正德．中医养生理论与实践．南京：南京中医药大学，2010

5.8.1.2 药膳

药膳是由中华传统美食与博大精深的中医文化结合形成的，是现代营养学的起源。简单来说，药膳是基于中医学、营养学和烹饪学的基本理论，严格遵循辨证配膳原则，把中药材与有药用价值的食材相配伍，精心制作而成的富于色、香、味、形的食物[52]。因此，药膳“寓医于食”，并非使人服药，而是在享用美食的同时，吸收来自药材的营养，达到滋补身体、调理阴阳、美颜润肤、延年益寿，甚至驱邪治病的目的。

早在原始时期，中药首先发挥的是其“食”方面的作用，然后机缘巧合下被证实还可以祛病健体。通过历代的探索研究，医家总结出一系列具有祛病功效的植物，即中医学里所谓的“药食同源”。早在春秋时期，饮食与健康的关系便已得到明确。《周礼》记载了“掌和王之六食、六欲、六膳、百馐、百酱、八珍之齐”的食医。同时，在那一时期成书的《黄帝内经》里也已经记载了食疗学方面的理论。到了宋朝，食疗开始受到普遍的重视，并被划分为一门独立的学科。《饮膳正要》为我国最早的一部营养学专著，出自元代的饮膳太医忽思慧，其摈弃了药膳食疗的旧概念，从营养的观点出发，强调正常人应加强饮食、营养的调摄，以预防疾病[53]。明清时期则是中医食疗药膳全面发展的阶段，各类专著和各类药膳菜谱不断出现。正所谓“民以食为天”，人们对于健康、美食的追求使得中医的药膳不断地发展，同时运用药材进行养生保健的理论也得以不断发展。

药膳配方要求各种原料在寒热性质上要一致，五味取舍要合理，归经选药要准确，功效主治要协同，使成品的整体作用远优于每一种原料作用的总和，以取其最佳疗效[54]。一旦原料属性不协调，轻则起不到药膳的养生保健功效，严重的甚至对人体生命健康产生危害。

药膳的使用原则遵循了人对中药的理解。在中药文化中讲究四气五味，四气五味皆源于《神农本草经》，经中记载：“药又有寒、热、温、凉四气”，是为四气；“药有酸、咸、甘、苦、辛五味”，是为五味。在明确了中药及食材的四气、五味、阴阳、归经等属性与机体的关系后，进行辨证施食。机体的生理变化、病理机制会因人、因时、因地而异，首先应全面分析以确定患者的基本症型，然后再根据相应的食疗原则，比如“寒者热之，热者寒之，虚者补之，实者泻之”等，给予适当的药膳治疗。如同是慢性胃炎患者，若证属胃寒者，宜服良附粥；证属胃阴虚者，则服玉石梅楂饮等[55]。

药膳在治病时讲究“药以祛之，食以随之”，这也是中医扶正祛邪的思想的体现。如体质素虚或病后气血亏虚之人宜服气血双补类药膳，如十全大补汤、八宝汤等；心、肝、脾、肺、肾五脏功能虚弱之人，宜服调理五脏类药膳，用酸、苦、甘、辛、咸来补养肝、心、脾、肺、肾五脏；年老记忆力减退之人宜服益寿药膳，如柏子仁炖猪心、人参鹿肉汤等；风寒感冒之人宜服解表药膳，如桑叶薄竹饮、五仁汤等[56]。

5.8.1.3 药浴

在中医中，药浴疗法即指用含有特定配方熬制出的药液的水对局部或全身进行洗浴，使得药物从皮肤渗透入身体，达到保健养生、防病治病等作用的一种外治疗法。药浴的形式多种多样：全身洗浴有“药水澡”；局部洗浴有“足浴”、“坐浴”、“熏洗”以及最常用的“烫洗”等。另外，许多少数民族还有着各自独特的药浴配方，比如“瑶浴”、“苗浴”、“藏浴”等。同内服药一样，药浴疗法在用药时也必须遵循辨证原则，根据每位患者的年龄、体质、病情、所处季节以及地区等因素，谨慎选药，忌盲目选用药浴药方，以免身体不适。

药浴在中国的历史最早可以追溯到秦代，汉代之后开始发展。汉代马王堆出土的帛书《五十二方》中就记载了药浴方，说明当时人们已经意识到某些矿植物作为药物，内服或外用均可起到治疗的作用，其中一些药物煎汤后外洗患病部位疗效更佳。晋、南北、隋唐时期，药浴法随着临床医学的快速发展而得到广泛的应用。宋、金、元、明时期，医家不断总结出许多行之有效的药浴方药，并和食疗、冷疗等其他疗法配合应用，使之逐渐成为一种常用疗法。元代周达观记有“国人寻常有病，多是入水浸浴及频频洗头便自痊可”（《真蜡风土记》），表明药浴已成为当时最常用的愈疾手段之一。到了清朝，名医辈出，名著相继问世，药浴发展到了鼎盛阶段。《急救广生集》、《理瀹骈文》等中医药外治专著的出现，标志着中药浴疗法进入到一个相对成熟和完善的阶段[57]。到了现代，药浴更是迎来了全新的发展阶段。自20世纪70年代末，回归大自然之风兴起后，传统的天然药物疗法可谓一枝独秀。医家开始对中药浴剂进行改进，将中药的有效成分提取而出，加入不同的基质、香料等，研制出液体、膏状、颗粒和块状等多种常见剂型，使得更容易选择，更方便对症下药。

药浴作用机制简单来说，首先是药物作用于全身肌肤的表面，通过毛孔渗透来被人体吸收，再进入到经络血脉，内脏器官，来发挥药效。药浴洗浴，可起到疏通经络、活血化瘀、祛风散寒、清热解毒、消肿止痛、调整阴阳、协调脏腑、通行气血、濡养全身等养生功效；现代药理也证实，药浴后能提高血液中某些免疫球蛋白的含量，增强肌肤的弹性和活力[58]。其次，进行药浴时，水的温热之力会有效促进人体对于药物的吸收，全身浸在水中使得药力没有浪费，几乎全部作用于人体。中医讲究治病要治本，药浴则是先对患者的病症进行缓解，由标及本，再来去除内部疾患。现有学者研究表明，药浴液中的药物离子通过皮肤、黏膜的吸收、扩散、辐射等途径进入体内，避免了肝脏首过效应，增加了病灶局部有效药物的浓度，直接针对病因、病位发挥治疗作用；同时，湿热刺激引起局部的血管扩张，促进局部和周身的血液循环和淋巴循环，使新陈代谢旺盛，局部组织营养和全身功能得以改善，从而使疾病向愈[59]。

5.8.1.4 药酒

药酒是选配适当中药，经过必要的加工，用度数适宜的白酒或黄酒为溶媒，浸出其有效成分而制成的澄明液体[60]。酒的主要成分是乙醇，因此中药里的大部分有机成分能很好地溶解在酒里。药酒既可口服也可外擦，使用方便，容易保存，在我国的养生保健历史中处于至关重要的地位。在我国不少地区，有民间自制药酒的传统，也有长期饮用药酒的习惯。酒本身具有辛香走窜之性、甘苦辛温、通血脉、舒络活血、御寒除湿等作用，且易于吸收和散发，可载药到达全身各处，在民间有“百药之长”的美称；加之选配某些具有特定疗效的中药，更强化了药酒活血化瘀、散寒止痛、补肾益气、延年益寿、驱邪治病的功效[61]。

药酒的起源和发展与酒密不可分。据考证，早在新石器时代晚期，我国便已出现人工酿酒，龙山文化遗址中就曾发现过许多陶制酒器。根据甲骨文的记载，殷商时期酿酒之风十分盛行。罗振玉考证的甲骨文《殷虚书契前论》中的记载表明，早在殷代就已经出现药酒。西周时期，药酒的运用开始普及，据汉代许慎记载“酒，所以治病也，周礼有医酒”（《说文解字》）；当时的统治者已把酒列入医疗保健的管理范畴，设有“食医中士二人，掌和王之六食、六饮、六僧……之齐（剂）”。马王堆出土的帛书《养生方》和《杂疗方》中，记有我国现存最古老的药酒酿制方；其中，可以辨识的药酒酿制方共6个，较完整的是《养生方》“醪利中”的第二方，该方完整地记载了药酒的酿制工艺、服用方法、功能主治等内容[62]。先秦时期，中医进一步探索药酒的保健作用，这一时期的医学著作《黄帝内经》曾专门论述了酒的医学地位。到了汉代，药酒发展成方剂的一部分，临床应用时针对性更好，疗效更佳。张仲景提到“妇人六十二种风，腹中血气刺痛，红兰花酒主之”（《伤寒杂病论》），红兰花主行血活血，以酒煎之可增强功效，促进气血通畅。隋唐时期，药酒的应用范围十分广泛。孙思邈在《千金方》中记载了80余首药酒方，共涉及保健、内外科、妇科等多个领域。宋元时期，中医对药酒的功效进行了一定总结，开始由临床应用上升到理论阶段，如“夫酒者，谷蘖之精，和养神气，性唯剽悍，功甚变通，能宣利胃肠，善导引药势”（《太平圣惠方·药酒序》）；另外，药酒的主治范畴也相对集中，并开始涉及养生学，如“治风腰脚疼痛通用、浸酒药十四道”。明清时期，用白酒做溶煤剂的工艺开始普及，以“烧酒以蒸成”的药酒开始大量出现。新中国成立后，药酒规范被列为国家药典的重要内容，药酒的研制生产在继承传统制作经验的基础上，利用现代科技，趋于规模化、标准化。

目前常见的内服药酒多为补中益气类，适宜气血两虚者服用。外用药酒通常由具有活血化瘀、镇痛消炎功效的中药材配上冰片、樟脑等芳香挥发作用的药物制成，其皮下渗透力较强，涂抹于体表能够有效解除肌肉痉挛、消炎镇痛、促进局部血液循环流动，因此常用于治疗肌肉损伤、关节炎等。

5.8.2 健康中药服务的健康表达

5.8.2.1 源于天然，优于天然

中药源于自然，其范围甚广，从大量植物的根、茎、皮、叶、花、果实以及种子等器官，到动物的全身整体、脏器组织、角、骨、甲、鳞及外壳等，甚至如石英、铜绿、朱砂、伏龙肝、矾、云母及雄黄等矿物，都可以作为中医的药材。但是，中药并非直接把天然的原药材拿来即用，而是对其进行复杂严格的加工。因此，中药优于天然。现代人强调天然药物，认为天然的就是没有危害的，无毒副作用的。其实不然，正所谓“是药三分毒”，张景岳在《景岳全书》中指出“药，谓草、木、虫、鱼、禽、兽之类，以能治病，皆谓之毒”，“大凡可避邪安正者，均可称之为毒药”。可以看出，张景岳将药自身的药性视作一种“毒”，这份“毒性”是所有药材都具有的，无论这些药材是否源于天然。如何能以“毒”攻毒，如何将中药进行配伍来增强或降低药效，乃健康中药服务的精髓所在。

理解中药文化的健康表达对于现代人保健也有重要的价值。中药养生学是一门很严谨的学科。无论中药是用来治病或是与膳食、洗浴结合来“治未病”，首先都要认识到药材的本性：与患者是否相合，与天时是否相合，与所处的地理环境是否相合。人们之所以能探究出不同药物的性质，中药中的四气五味、君臣佐使、正治反治等理论，都是历代大医共同努力的结果。寻求这些理论的最终目的还是为了能让人们拥有更健康的身体和更美好的生活。

5.8.2.2 符合天理，顺应自然

中药养生所蕴含的“符合天理”的理念对当今养生保健也有着重要的指导意义。中医“治未病”思想中一个重要理念乃“扶正祛邪”，只要使得自身“正气长存”，“邪”便无法入侵。中国民间自古就有“吃什么补什么”的说法，而且这一说法也得到了中医理论的支持，李时珍提出“以胃治胃，以心归心，以血导血，以骨入骨，以髓补髓，以皮治皮”（《本草纲目》）。即便如此，“吃啥补啥”也要遵循辨证选服的原则。中药虽源于自然，但要呈现于普通人面前必须经过严格的炮制工序，以及复杂的药物配伍等，其根本目的是规范人们的

中药养生行为，使其符合天理，真正实现健康中药服务。

运用中药符合天理的理念还体现在符合人本身的天性方面。中医有“药食同源”之说，不少药材便是人们在寻求果腹食物时发现的。民间自古还有“民以食为天”的说法，反映出饮食的重要性，于是乎，中医将药物加入到现代人的饭桌之上，让人们进食的同时还能进补，药浴也是同理。日常生活中，人由于疲劳、疾病等各种原因，身体产生亏欠，于是用日常生活中的其他事物，如饮食、洗浴予以补回。

从中药的保健运用上，可以看到人类从自然界中获得药物、深入了解的同时，对其加以改变，使得这些药物更能为人所用。但是，无论如何利用这些药物，中医始终怀着一颗敬畏的心，遵循自然的规律，效仿自然的规律。因为中医清楚，人类也是源于自然的，假如人忘记自身所处的位置，不尊重自然的道理，吃亏的还是人类自身。

参考文献

[1] 见孙武《孙子兵法·谋攻》

[2] 徐华．老庄道家与早期“中和”理念的重建．华中师范大学学报，2006，(6)：811

[3] 见《庄子·内篇·人间世》

[4] 见《庄子·外篇·知北游》

[5] 张登本．中医学基础．北京：中国中医药出版社，2007

[6] 陈碹，谢涵．渗透教育的实质初探当代教育论坛：宏观教育研究，2008，(5)：49~50

[7] 黄建银．中医药文化属于国家软实力．中国中医药学报，2009，(4)：27

[8] 高彦彬，赵慧玲．加强中医药文化研究，提高中医药文化软实力．世界中医药，2011，(6)：461~463

[9] 马王堆出土《老子》乙本

[10] 李敏智．论中医药文化与医学人才培养．右江民族医学院学报，2013，(1)：96~97

[11] 见《黄帝内经·素问》

[12] 修之，索钧．冬病来袭，给老人更多保护．中国保健营养，2013，(1)：80~82

[13] 刘鹏．中国传统养生思想的探究．搏击（武术科学)，2013，(1)：82~84

[14] 朱文锋．中医心理学原旨．长沙：湖南科学技术出版社，1987：36~38

[15] 成映霞，段永强，程容，等．论《黄帝内经》“形神合一”理论及其身心医学思想．甘肃中医，2008，3

[16] 范缜《神灭论》

[17] 张景岳《类经》

[18] 韦永红，郭遂等，从形神合一浅谈养生之道．陕西中医，2004，(12)：1147

[19] 张景岳《景岳全书》
[20] 老子《道德经》第四十四章
[21] 葛洪《抱朴子内篇》
[22] 马晓峰．中医体制学术发展史及中西医学体制学说比较研究．北京：北京中医药大学，2008
[23] 刘漪，张苹．膳食护理在中医临床护理中的应用．新疆中医药，2011，(4)：97～98
[24] 王琦．中医体质学．北京：人民卫生出版社，2005
[25] 张佳，李其忠．中医体质理论研究进展．中医文献杂志，2012，(1)：52～55
[26] 王琦．中医体质学说的研究现状与展望．山东中医学院学报，1994，(2)：74～82，144
[27] 王晓鸣，宋康，刘建国，等．社区人群对我国中医预防保健服务需求的调查与分析．中医药管理杂志，2009，(10)：910～912
[28] 唐栋．论学校体育结合中医体质理论的实践与探讨．云南中医中药杂志，2009，(8)：67～68
[29] 王晓鸣，宋康，刘建国，等．社区人群对我国中医预防保健服务需求的调查与分析．中医药管理杂志，2009，(10)：910～912
[30] 靳凤香．浅谈中医膳食护理在临床的应用．医学信息（中旬刊），2010，(12)：3843
[31] 王琦．中医体质辨识 走进公共卫生服务．健康报，2011-07-20（005）
[32] 徐迎春．浅谈中医饮食护理．甘肃省中医药学会．2011 年甘肃省中医药学会学术年会论文集．甘肃省中医药学会，2011：3
[33] 陈贵海，王钦鹏．中医体质理论研究进展．中华中医药学会第八届中医体质研讨会暨中医健康状态认知与体质辨识研究论坛论文集，2010：4
[34] 鞠兴荣．论中医膳食平衡思想．江苏中医，2000，(12)：1～4
[35] 朱会军．中医理论与中国传统养生体育．湖北体育科技，2009，(2)：148～149
[36] 邓跃飞，李炜．传统体育养生的现代价值研究．搏击（武术科学），2006，(12)：73～74
[37] 张春慧，尹威．论中医体质学说在学校体育中应用性展望．内蒙古体育科技，2009，(1)：61～62
[38] 马泽云，曹毅．艾灸提高免疫功能的研究进展．浙江中医杂志，2004，39（3)：133～135
[39] 文清亮．杨医亚教授对针灸学的贡献．石家庄：河北医科大学，2010
[40] 孙涛，何清湖．中医治未病．北京：中国中医药出版社，2010：56～57
[41] 杨丽，王海泉，史东燕．玻璃罐罐套的设计与应用．医学信息，2014，(14)：565
[42] 庞军，雷龙鸣，甘炜等．中医保健推拿历代相关文献述略．亚太传统医药，2008，4（1)：81～84
[43] 张瑞明．关于按摩手法分类及有关问题探讨．按摩与导引，2004，(1)：6～55
[44] 王莹莹．痧病文献整理与理论研究．北京：中国中医科学院，2008
[45] 耿乃光．砭石疗法．中国自然医学杂志，2000，(4)：233～234
[46] 杨金生．刮痧常用手法及应用．中医杂志，2004，45（11)：875～876
[47] 王琦．调治亚健康状态是中医学在 21 世纪对人类的新贡献．北京中医药大学学报，2001，

(2)：1～4
[48] 蒋学柱．中藏医共用药物的对比研究．北京：北京中医药大学，2002
[49] 汤庆国，王雪峰，沈上越．药用矿物测试及药理作用研究进展．药物分析杂志，2005，(2)：248～252
[50] 胡志刚，何微微，项楠等．谈贵州中药保健食品．贵阳中医学院学报，2004，26（2)：49～50
[51] 王勇．餐饮药膳牌．农产品市场周刊，2010，(49)：4～7
[52] 刘红红，赵莹．中国传统药膳的发展初探．武汉工业学院学报，2003，(2)：12～15
[53] 鲁明源．中医药膳学科发展的几个关键问题．时珍国医国药，2009，(11)：2912～2913
[54] 吴军．药膳：食疗养生——奇葩．家庭医药·快乐养生，2009，(5)：48～49
[55] 彭铭泉．中国药膳大全．成都：四川科学技术出版社，1987
[56] 池晓玲，谢玉宝，萧焕明等．臌胀中医外治法源流探析，中医外治杂志，2009，18（6)：3～5
[57] 徐成文．小议药浴养生．食品与健康，2011，(10)：37
[58] 赛桑杰．藏药洗浴疗法结合涂搽法治疗皮肤病概况．中国民族医药杂志，2013，(3)：56～58
[59] 陈熠．中国药酒的起源和发展．江西中医药，1994，(2)：48～49
[60] 李竹岩．药酒的保健与功过．中国民间疗法，2008，(8)：60
[61] 孙補卿．中国饮食文化的民族学研究．北京：中央民族大学，2005
[62] 马相金．历史地理视角下的中国酒业经济及酒文化研究．南京：南京师范大学，2011

6 中医药预防保健服务策略

6.1 中医药文化知识传承与创新的传播策略

中医药文化知识是我国传统文化的重要组成部分，是中医药事业的根基与灵魂，为中华民族的繁衍生息发挥了重大作用，随着我国社会经济的高速发展和全民健康意识的提高，当前中医药文化知识的传承与创新工作正迎来重大的历史机遇[1]。作为中医药事业的根基与灵魂，加快中医药文化知识的传承与创新已成为新时期促进中医药事业发展的一项重要而紧迫的任务。

6.1.1 中医药文化知识在教育中传承与创新的传播策略

文化知识的传承与创新关键在于人才的培养，人才是文化传承与创新的根本，中医药人才的培养和创造对中医药文化知识的传承和创新发挥着巨大贡献。通过中医药人才的培养完成对中医药文化知识的传承，实现对中医药文化知识的创新。中医药人才的培养直接影响中医药文化知识的传承与创新，影响到中医药人才队伍的质量，进而间接影响到中医医疗市场供给服务的优劣。迄今，我国中医药院校教育已走过半个多世纪的历程，在党和政府的支持下，中医药院校教育已成为我国医学教育体系中不容忽视的力量[2]。尽管如此，中医药人才教育培养模式上仍旧存在主线不清、临床技能培养薄弱、文化传承薄弱、知识创新力度欠缺等问题。推动中医教育发展，培养高质量的中医药卫生人才，加快中医药文化知识的传承与创新是当前我国中医教育改革主要任务。通过相关方案与政策的实施，基本建成涵盖教育、毕业后教育、继续教育三个阶段具有中国特色的标准化、规范化中医药临床人才培养体系。

中医药院校教育属于基础性专业教育，是中医药人才成长的基础环节。高等中医院校既承担着高素质中医药人才培养、科技创新的重任，又肩负着中医文化传承与传播的特殊使命，理应成为传承创新中华优秀传统文化的重要阵地、促进民族文化繁荣发展的主力军[3]。经过50多年的发展，中医药院校教育已成为中医药教育的主体，基本建立了中高职教育、本科教育、长学制教育、硕（博）士学位与研究生教育等多形式、多层次、多专业的学历教育体系。截止到2012年，全国有中等中医药院校52所、设置中医药专业的中等西医药院校221所、中等非医药院校66所，高等中医药院校45所（其中，独立设置的高等中医药院校25所）、设置中医药专业的高等西医药院校90所、高等非医药院校118所，硕士学位授权单位23个，博士学位授权单位18个，博士后流动站14个，中等中医药类在校生19.2万人，高等中医药类在校生62.1万人，缓解了各级各类中医药机构的人才短缺现象，充实了中医药临床、科研、教育、产业及国际交流与合作等领域[4]。目前，中医药院校教育普遍存在其培养出的毕业生中医药专业思想不稳固、临床技能不扎实、中医药特色不突出、创新和可持续发展能力不足等问题，使得中医药院校教育与中医药事业发展不相适应。针对中医药院校教育存在的突出问题，加快推进中医药院校教育教学改革，其主要措施如下。

6.1.1.1 形成以胜任力为导向的人才培养模型

胜任力一词，来源于英语中的“competency”其原意是能力、技能。胜任力是指能将某一工作中有卓越成就者与普通者区分开来的个人潜在的、深层次特征。从中医药院校教育培养的角度来看，胜任力可以概括为在某个特定工作岗位、组织环境和文化氛围中，中医院校毕业生中的绩优者所具备的可客观衡量的个体特征以及由此产生的可预测的、指向绩效的行为特征。在中医药院校教育中，高等学校或教育机构应该着重培养后天特征，结合人才市场用人需求，站在学生个体可持续发展的立场上，有意识地规划和设计培养其胜任力，从而确保受教育的中医院校学生在毕业之后能够获得进入该行业的胜任力。通过改革完善人才培养方案，注重创新胜任力的培养，全覆盖胜任力内涵。打破以前的基础学科与临床学科分离的模式，创建“一贯制”教学模式。通过课程改革，在培养全程中引入专业知识学习，开展早期接触、反复接触中医临床教学改革等，加强学生中医学专业知识方面的胜任力培养。优化实践教学环节，深化胜任力培养。结合多段式导师制及创新班机制，由各科学术带头人牵头、优秀的导师指导，自主的开展研究创新性实验项目，实施国家及学校“三大实验计划”，使学生早接触科研，培养科研兴趣。

6.1.1.2 坚持走中医药特色，避免过度西化

中医药高等院校的课程设置应该遵从中医药学的理论体系，建立并体现中医药学的知识结构架构。提高培养学生文化观念以及中医药思维方式的课程比例，以中医药学专业为主体，走“专业必修课-专业拓展课-现代技能课”的课程设置模式，培养中医药特色的高等人才[5]。中医院校教育应该始终把握中医药特色化教育这根主线，在课程设置上应保留中医经典古籍的学习，加强中医院校学生的临床实践辨证能力，避免院校教育中的过度西化。

6.1.1.3 加强中医临床教学基地建设和中医药师资队伍建设

对全国各中医药院校临床教学基地进行摸底调查，梳理临床教学基地存在的问题，协调财政部设立的专项经费，在全国建设一批省级和国家级中医临床教学基地，整体提升中医临床教学能力和水平。中医药院校应加强与临床教学基地上级主管部门的协调，统一认识，健全管理机构，把临床教学工作列入议事日程。中医药院校要与临床基地共同负责临床教学工作，加强对基地教学质量的检查考核，以评促改，以评促建，评建结合。通过评审、检查与评价基地的现状与教学水平，总结交流基地建设的经验，加快基地管理的科学化、制度化和规范化进程，促进医院医疗综合水平的提高，从而确保临床教学的质量。在加强临床基地建设的同时，强化中医药师资队伍的建设。针对当前中医药师资培养与投入不足、中青年教师上岗培训周期较短、教育理论与实践能力不足等突出问题，采取有效措施来优化教师队伍结构层，设立一批“双师型”教师培训基地，加强中医药中青年骨干教师、学科带头人、师承导师以及优秀教学团队和创新团队的培养，造就一批教学名师和学科领军人才，提高中医药师资队伍整体素质。

6.1.1.4 建设中医药院校“人文通识课程”

以中医药文化课程和人文通识课程建设为切入点，探索建立以“培养学生较扎实的中医药理论和实践能力”为主体，以“较深厚的中医传统文化底蕴，较宽广的现代科学素养和创新思维”为两翼的中医药院校人文通识教育课程体系其主要目的是使中医院校学生履行应有的医德义务，培养高尚的医学人文素养，从而促进全社会精神文明的发展，以适应医疗卫生事业的迅速发展和医学科学的飞速进步。作为中医药院校的医学生在关注全面发展的同时，更需要重

视中医人才道德素养的教育。中医人才道德素养的教育是医学教育中一个不可分割的重要组成部分，医学人才道德的进步重在人才道德教育。传承文化是大学的四大职能之一，高等医药院校不仅是培养优秀医药人才的摇篮，也是传承医药文明的主战场，不仅要培育和传播追求真理、大胆创新、勤劳勇敢、自强不息的现代大学文化，还应该借鉴和传承中医药文化中科学的思维方式和预防为主的健康养生理念，学会应用中医药文化中的“仁、和、精、诚”去诠释和传播“真、善、美”[5]。

6.1.1.5 形成以团队为基础的学习方法，培养具有管理与协助能力的复合型中医人才

基于中医院校教学特点开展以团队为基础的学习模式，是2002年美国教育学家Larry K. 在PBL的基础上改革创新并逐渐兴起的一种有助于促进学习者团队协作精神、注重人的创造性、灵活性与实践特点的新型成人教学模式。教师在教学中不是领导者，而是组织、参与和引导学生有目的的学习和讨论。这种学习模式优化了教学环节，提高了教学效果，不仅能增强理论知识的理解及应用，更能促进实践操作技能的提高，促进学生自我导向的学习能力。同时，增强师生互动、生生互动，还能提高教师的业务水平、更新教师的教育理念。在教学模式从传统的“灌输式”教学转变为现代的“启发式”教学的基础上，让学生通过灵活的教学形式获得启发，逐渐培养起学生分析问题、解决问题、沟通协调以及创新的能力；完善实践教学体系，这是提升学生专业技能的关键，综合性的实践教学活动能够让学生接触社会，在专业实践中巩固基础理论知识的同时，也培养了个人的实践活动能力。通过制定个人实习计划，培养学生的计划能力，进行上下级沟通，培养学生的人际沟通能力，以打造具有管理与协助能力的复合型中医人才。

6.1.2 中医药文化知识在中医医疗机构中传承与创新的传播策略

6.1.2.1 对优秀名老中医经验的传承

中医医疗机构对中医药文化知识的传承与创新重中之重在于对优秀名老中医诊疗经验、用方思路的传承与创新。中医院只有在提升自身诊疗水平的基础上将中医药文化知识进行传承才能让其切实发挥效益。在中医药文化知识传承

与创新的过程中，一代代名老中医的医德风范和诊疗经验是不仅是中医传承与传播的重要宝库，也是青年中医师、青年学子以及全社会的榜样。他们的存在以及经验的传承、传播不仅有利于中医文化的弘扬，更重要的是对中医信念的建立。充分发挥名老中医药专家传承工作室、中医学术流派传承工作室、全国老中医药专家学术经验继承工作等高层次中医药人才培养专项的作用，探索中医专科医师规范化培训与中医师承教育有机融合的培养模式，培养出中医思维稳固、传承创新能力较强的中医临床拔尖创新人才。同时，各地为了推动名老中医临床经验及学术经验的传承，纷纷举办研讨会或是各项工程，例如，北京大力实施“名医、名科、名院”发展战略，进一步做好首都名老中医学术思想抢救、整理和挖掘工作，选拔培养一批中医药优秀传承人才，2007 年启动了“名老中医药专家学术思想抢救挖掘与优秀传承人才培养联动工程”（简称“薪火传承 3+3 工程”），并制定了《北京中医药“薪火传承 3+3 工程”实施方案》，以使首都名老中医学术思想和临床经验的传承工作取得实效[6]。这些工程的实施和学术研讨会的举办推动了名老中医临床经验及学术思想的传承，促进了中医学尤其是针灸学今后的发展，加强了全国各地名老中医传承人之间的交流与合作，进一步梳理出了名老中医临床经验及学术思想继承和发展的新思路、新方法。

6.1.2.2 健全组织机构，加强领导，为继续教育的打下夯实基础

毕业后教育与继续教育的核心阵地在。中医院应明确继续教育的目的和意义，提高对继续教育的认识，明确接受继续教育既是其应尽的权利也是必须履行的义务，是医学发展的需要，也是提高医疗技术质量，是传承与创新中医药文化知识的重要途径之一。[7]贯彻落实《关于建立住院医师规范化培训制度的指导意见》，全面实施中医住院医师规范化培训，加快培训体系建设。突出中医药人才培养自身特点，发挥中医药师承教育等培养模式的优势作用，加强培训体系建设及培训过程管理，严格培训考核，培养出中医理论功底扎实、中医临床技能突出的合格中医临床医师。各省（区、市）全面启动中医住院医师规范化培训，并纳入本地区住院医师规范化培训体系；所有新进医疗岗位的本科及以上学历中医临床医师均须接受中医住院医师规范化培训。优化中医药继续教育实施方式，加强继续教育统筹管理，充分利用中医医疗机构教学资源，发挥中医药行业学术团体的优势和作用，创新教育模式及管理方法，积极探索发展中医药远程教育，提高中医药继续教育的针对性、有效性和便捷性。

6.1.2.3 完善中医医疗机构人才队伍的建设

加强中医医疗机构临床和师资队伍建设。建立不同层次的，能够满足各级各类中医药人员培训需求的中医药教育基地，发挥基地的示范引领作用，提供中医药继续教育的人才保证。鼓励培养优秀中医药人才，加强项目负责人和教学骨干培养计划，重点培养一批高素质的全科医学师。①调整断层。要在职称评聘中对优秀的中青年医师采取倾斜政策，对拔尖人才，要创造条件，予以破格评聘。②培养青年骨干医师。在3～5年内精选、重用、厚待一批青年骨干医师，使他们能独立地担负起临床、教学、科研重任，顺利完成新老交替工作。③建立学科带头人梯队。要结合实际情况建立不同层次的学科、专业带头人梯队，鼓励拔尖人才脱颖而出。④根据本校实际和发展需要，确定医疗队伍总体发展规模，力争在3～5年内使医师队伍的年龄、学历、职称、学科比例结构达到最佳状态。

6.1.2.4 打造中医院核心竞争力，塑造品牌形象

中医院的发展不仅仅是医院的责任，更关系到中医药文化知识的继承，以及发展[8]。除了加强重点专科建设，培养与引进人才，完善服务功能，同时应该积极挖掘和发挥中医药特色，把中医药特色和优势贯穿于防治疾病的全过程，使中医院各项工作得到健康可持续的发展。将中医药工作制度化、流程标准化，不仅可以有效地减少管理成本，提高效率，而且可以提高医疗服务的水平和医疗质量，从而促进中医院快速平稳地发展。目前优势病种的中医诊疗方案与临床路径的实施便是很好的体现，参照此种流程，中医院可广泛应用中药的部分成熟配方，将“院内制剂”的流程简单化，可以有效地提高中药饮片的应用率，还可以通过树立独特、良好的医院形象，提高医院的知名度，吸引大批的患者就诊。医院的形象是医院在长期的医疗行为、公益事业和社会活动中留在大众心目中的综合形象，它是医院的知名度、美誉度及患者信赖度的集中反映。中医院可采取多种多样的形式，借助各种媒体的力量，宣传传统医学的特点、特色专科独特的治疗方法、新的科研项目以及基础研究成果的转化。通过定期宣传中医药知识，举办中医文化节，传承中医经验，中医进社区等方式，有效地将中医药文化进行交流与传承。

6.1.3 中医药文化知识在社会中传承与创新的传播策略

加强中医药文化知识的传承与创新，在全社会营造出浓郁的中医药文化氛围，不仅有利于推动中医药事业的发展，提升中医药服务的内涵和水平，而且满足了广大人民群众对中医药服务的需求，赢得人民百姓对中医药的信赖。而且可以使广大群众在享受优质服务的同时，了解中医的悠久历史、文化内涵、科学价值和防病治病知识，扩大中医药事业发展的社会根基。在中医药文化知识传承与创新过程中，推进中医药文化知识进社区，为社区百姓提供给便捷、有效的中医诊疗服务，优秀、优质的中医药文化知识，使社区群众成为中医药文化知识传承与创新的受惠群体。通过中医药文化知识的传承与创新，运用多种人民群众喜闻乐见的形式普及中医药文化知识，起到润物无声潜移默化的作用，使中医药文化得到越来越多的人和社会各界的认同与喜爱，努力营造出尊重、支持、保护中医药事业发展的良好的社会氛围[9]。

6.1.3.1 借助新媒体，多方面宽领域传承与创新中医药文化知识

21 世纪，新媒体的发展方兴未艾，许多传统文化借助新媒体的平台焕发出新的朝气与活力。在在这样的社会背景下，构建以中医药文化知识为基础的特色中医药文化新平台，充分利用和发挥网络和手机的积极功能，用先进的网络文化、手机文化占领网络思想文化阵地，真正实现对中医药文化知识的有效传承与创新。基于中医药文化知识的独特魅力，建设与发展中医药网络文化，关键是要在坚持核心价值体系和文化构建的正确方向下展示不同文化的特色。中医药是中华儿女在长期同疾病抗争中总结出来的保障人民生命健康的智慧结晶，经过几千年的发展，形成了战胜疾病特有的思维方式和认知方法，总结出了独特的理论体系和文化成果，也是开展特色中医药网络文化建设取之不尽、用之不竭的宝贵思想文化财富。在建设中医药网络文化时，应该从根本上高度重视和加强对中医药文化的研究，要注重对中医药文化知识的整理和下力气挖掘中医药丰富的文化资源，汲取和储备中医药独特的文化营养，从而凝练、提升和准确把握中医药文化的内涵实质和核心价值观，进一步提高中医药网络文化产品和服务的供给的能力，为形成生动丰富的特色网络文化奠定坚实的中医药文化基础。在内容上是要贴近百姓生活实际，精心整合挖掘而来的中医药文化内容，坚持突出中医药的特色和重点，丰富中医药文化知识传承创新的特色活动

形式和内容，打造吸引力强、点击率高的优秀网站平台和手机客户端。

6.1.3.2 建设中医药文化基地，打造中医药特色健康社区

中医药文化价值对社区的居民健康管理具有良好的促进作用，社区是中医药文化知识与价值实现的前沿阵地，是传承和传播的基础，是中医药特色技术得以充分发挥作用的重要场所，是最能为居民群众提供可及性特色中医药服务的地方。建设具有中国特色的中医药健康社区，中医药必然能在其中发挥关键作用。在这个过程中，依据新公共服务理论、新公共管理理论及多中心治理理论，政府应发挥领航掌舵的作用，协同各方主体，以百姓需求为导向，做好基础性服务工作。一是发挥战略导向性作用，进行长期及短期发展的政策规则制定，为各主体的参与提供良好的制度环境，调动各方的积极性，有利于社会管理的实现。二是充分发挥资源投入的主导作用，弥补民间资本投入的不足。对体现中医药文化的健康社区建设，应主导优先配置资源，保障资金投入、人力资源培养与投入等，有利于健康社区的可持续发展。三是发挥最重要的管理与监督作用，完善管理与监督体系，监督各方主体提供服务的质量，以群众满意度为指挥棒，及时调整政策，激励与规范各方行为，有利于社会稳定、健康发展。中医药特色健康社区的模式权力分散、管理交叠、市场、社会多元共同治理以公民健康为中心，企业、非组织、公民应形成既竞争又合作的社区健康自主治理新体制，实现管理主体和权力中心的多元化，实现各个力量之间相互整合、相互弥补、资源互补、协同增效，提高了供给效率，最大限度地满足消费者需求。

另外，各省市结合地方特色，制定中医药文化宣传实施方案，通过开展免费、优惠体检活动，组织专家医疗队伍为贫困百姓进行义诊，举办中医药文化知识竞赛，开展中医药文化科普宣传月，在各社区卫生服务机构举办中医健康课堂、发放宣传资料等多项活动，也能起到传播中医知识，维护百姓身体健康的作用。

6.1.3.3 开展重点示范工程，集中展示优秀中医药文化知识

中医药文化知识，有着数千年的悠久历史，其底蕴十分丰富。然而，无论国内国外，人们对其丰富的文化内涵都缺乏全面深刻的理解，以至于产生一定的误解。其根本原因在于长期以来，我们对中医药文化研究与宣传的广度、力度不够。传播与创新的方式、手段较为单一。目前社会上中医药知识的普及率

较低，许多百姓对传统的中医药传统文化知识认识的仍旧存在一定的误区，对中医药文化知识的解读存在一定的偏差。面对以上问题，我们应该认识到中医的传播需要借助多种途径和媒介，例如，以文字、图片、视频、实物、体验等丰富多彩的方式，全方位立体式地展示了中医药源远流长的历史文化，同时也能向大众展示我国目前中医医疗的服务能力、规模和特色，中医药科技创新能力和人才培养情况，中医药产业发展现状，显示出中医药行业以人为本、继承创新、科学发展、不断进取的精神风貌，使大众提升对中医的认可程度。其次，通过在全国范围内举办大规模的中医药文化科普宣传活动，集中展示中医药悠久的历史、科学的理论、独特的方法、良好的疗效。以义诊咨询、健康讲座、发放科普宣传资料以及送医送药等形式，让人们切身感受到中医药“简便验廉”的特色优势以及在预防、保健、养生、康复等方面的独特魅力和作用，进一步推动中医药进农村、进社区、进家庭，更好地惠及百姓，回报社会。依托“中医中药中国行”平台，推进中医“三名三进”工程，中药“三名三保”工程，中医药教育“三名三培”工程，让社会了解中医药为中华民族繁衍生息所做出的巨大贡献，了解中医药在维护人民健康、促进经济社会发展、弘扬我国优秀传统文化等方面的重要地位和作用，使广大人民群众了解中医、认识中医、感受中医，让中医药惠及千家万户，为大众健康服务。

6.2 中医药诊疗预防保健服务价值优化策略

如何充分发挥中医药特色优势在预防保健服务中的作用，防患于未然，使人们不生病、少生病或延缓疾病发生，真正提高全民健康水平，从而减轻日益增长的医疗负担，成为目前摆在我们面前的焦点问题，中医药诊疗预防保健越来越受到社会的关注和重视。中医药诊疗预防保健服务是一条价值链，因此其价值优化应在各个环节上进行。

6.2.1 优化中医药诊疗预防保健服务的人才培养体系

诊疗预防保健事业对人们的健康有着十分重要的作用，未来的医学发展方向将会是预防医学。发展和完善预防保健康复服务体系，是实现“人人享有卫生保健”的重要途径。随着人民生活和文化水平的提高，现代医学模式由生物医学向“生物-社会-心理-环境”模式的转变，疾病防治重心从治疗疾病向预防疾病转移，医疗保健策略也以疾病为主导向健康为主导发生改变，预防保健理念越发深入人心。但是，我国人口众多，而医疗卫生资源却不足，其中对中医药诊疗预防保健人才的需求更是严重。中医预防保健人才资源是提高居民健康，关注生命质量提升的重要力量和基础。当前，加快中医药预防保健人才队伍建设，应立足人民群众的需要，着重三类人才的培养。一是要培养一批中医药素养深厚，具有丰富的临床实践经验，掌握中医养生保健知识和技能的医师队伍；二是要培养一批具有养生保健康复基本知识、基本功扎实、掌握中医特色技术方法等中医预防保健卫生技术人才；三是要培养一批实用型中医预防保健职业技能型人才，为社会民办的各类非医疗性质的中医预防保健服务机构提供人力支持。

6.2.1.1 提供中医特色预防保健服务的人员应具有合格的资质

中医预防保健服务的人员应具有执业医师资格或相应的中医预防保健职业任职资格。鼓励具有养生保健康复知识和实践经验的执业医师，提供中医保健服务；培养一批中医药基本功扎实、具有丰富的临床实践经验、掌握中医养生保健知识和技能的医师队伍；培养一批具有养生保健康复基本知识、掌握中医特色技术方法等中医预防保健职业技能的实用型人才。加强以“治未病”为核心理念的健康文化、健康管理、健康保险等方面人才的培训。中医预防保健服务人员，通过国家中医药职业技能鉴定机构培训考核合格后取得相应资格，可在医疗、保健机构中，从事中医预防保健服务，但不得开展医疗服务。

6.2.1.2 制定相应的制度，保障人才的规范化培养

根据中医预防保健服务的特点，研究总结中医预防保健服务专业技术人员及其他专业人才的知识结构、技能要求以及培养方式，制订开展“治未病”所需各类人才的规范化培养计划，编写培训教材。加强中医保健基本知识与专业技能培训，在中医药继续教育项目中增加中医养生保健内容。全面提高中医保健服务的能力，实行中医预防保健专业的职业分化和职业岗位设定，在中医人员中，设立中医预防保健专业系列；在职业技能人员中设立中医职业技能型人才系列，建立中医预防保健卫生技术人员准入和职业技能鉴定制度。

6.2.1.3 创新培养机制，院校教育和岗位培训相结合

针对医疗机构中医预防保健高层次人才和卫生技术人员，应当开设中医预

防保健专业，要求中等卫生专业以上的专科医学教育，学制三年及以上，有专门的培养大纲、培养目标及要求。可以依托现有中医药院校高职教育的优势，增设这一专业。二是努力推进院校教育，推动各高等中医药院校加强对中医临床专业学生的“治未病”理念及其内涵的教育，强化中医预防保健基本技术与方法的训练。在现有专业设置基础上，适当调整目前中医教育的课程体系，增加预防保健、健康教育、公共卫生等方面的课程，并尝试探索在中医临床专业设立中医预防保健方向。积极推进岗位培训！研究制订规范化培训计划，组织编写中医预防保健服务中医咨询师岗位培训教材，由中医药管理部门组织开展相应的培训工作。

6.2.1.4 加强中医药诊疗预防保健人员的管理

为保证人才培训的质量，应当由相关部门出台中医预防保健人员的管理方法，并制订考核和认证标准，由专门的职业鉴定中心负责。对具备了基本条件的从业人员，通过继续教育的方式，组织专家出版培训书籍，依托相关职业培训机构或大学等完成培训工作，以4~6个月的短期培训为主，考核可根据实际情况，每年或每2年进行1次。中医预防保健职业技能人员主要在社会民办各类非医疗性质的中医预防保健和养生机构服务。这些人员不能进入医院工作，不得从事医疗活动。[10]

6.2.2 优化中医药诊疗预防保健服务的技术提供体系

中医药诊疗预防保健是祖国传统医学宝库中一颗璀璨的明珠，为中华民族的健康事业做出了巨大贡献。中医预防保健服务体系建设，是发展中医预防保健服务的基础。医疗机构开展的中医药预防保健服务项目逐渐增多，服务水平日渐提高。国家中医药管理局在全国范围内组织开展了中医“治未病”试点工作，在服务模式、范围、内容、方式、监管等方面进行了有益的探索。许多医院也在提供中医药预防保健服务方面进行了多年的实践，如南京市中医院提供冬病夏治、糖尿病馒头等服务，取得了很好的效果，受到群众欢迎。初步建立满足人民群众不同层次需求的以现有医疗卫生服务机构为主要依托，按区域需求进行规划，各级中医医院及有条件的综合医院应设立中医预防保健服务科室（“治未病”中心）[11]。社区卫生服务中心、乡镇卫生院等城乡基层医疗卫生机构应将中医预防保健服务与“六位一体”服务功能有机结合，按规定发展独立的中医预防保健机构。中医医院应成为本区域内中医预防保健服务中心。地市级以上中医医院应利用中医药人才与技术优势，开展中医预防保健服务相关探索，制定服务和技术规范，加强人员培训，力争成为本区域内中医预防保健服务的技术中心、研究中心和指导中心。县级中医医院要积极开展中医预防保健服务，并加强对区域内基层医疗卫生保健机构的人员培训和业务指导。中医医院设立组织结构和功能定位相对独立、业务工作与医疗服务科室有机联系的“治未病中心”成为开展“治未病”诊疗预防保健服务的平台。

(1) 城乡基层医疗卫生机构应不断提高中医预防保健服务水平

城乡基层医疗卫生机构［包括社区卫生服务中心（站）、乡镇卫生院和村卫生室］，应加强与中医医院的技术协作，深化中医诊疗预防保健服务功能。通过加强人员培训、中医预防保健适宜技术推广等方式，不断提高中医预防保健服务水平。

(2) 其他机构要提供相应的中医药预防保健服务

有条件的综合医院、疾病预防控制中心、妇幼保健院、疗养院等卫生机构，应配备一定数量的中医药专业技术人员，积极运用中医药知识与技术，提供相应的中医药预防保健服务。

(3) 加强对独立中医预防保健机构的规范化管理

作为专门提供中医药预防保健服务的机构，要建立统一的标识，方便百姓选择正规的机构接受中医预防保健服务。应拓展服务内容，广泛应用各种技术和方法，提供全面、综合、多样化的“治未病”预防保健服务。

(4) 建设中医药预防保健机构

在现有预防保健体系的基础上，增加中医药预防保健服务内容，将中医药预防保健机构的建设纳入区域卫生发展规划并统筹设置，构建以中医医院、综合性医院为技术指导，各类中医药特色预防保健机构为主体，城乡基层医疗卫生机构和其他医疗卫生保健机构为网络的中医药预防保健服务体系。

(5) 政府支持

各级人民政府应当重视中医药预防保健工作，要求中医医疗机构设立中医药预防保健科，鼓励西医医疗机构预防保健科和社区卫生机构积极开展中医药预防保健服务；提倡疾病预防控制中心慢病科，充分运用中医药预防保健知识防治常见病和多发病，积极开展中医药预防保健服务，指导健康教育部门加大中医药预防保健知识的宣传和教育工作，积极向农村和社区推广安全、简便、高效、价廉的新技术和新疗法。

6.2.3 优化中医药诊疗预防保健服务的政策保障制度体系

目前，我国有关中医药预防保健的相关法律政策和制度不完善。国家没有专项资金保障。中医药预防保健的定义及其涵盖的具体范围尚不明确，中医药预防保健机构的准入条件、人员准入条件、服务规范、效果评价标准等相关管理制度和标准尚未建立或不够完善。虽然中医药预防保健对全民健康起到很好的保障作用，但是目前还没有专项资金保障这方面的发展。

中医诊疗预防保健服务体系应以人为本，以健康为核心，在中医理论指导下借助现代医学技术的，规范的、个体化的、系统的、全程的预防保健服务体系。该体系应是在有效防控疾病的基础上，实现战略前移，以全民健康保障作为工作重心，强调其维护健康的基本目的，并在上述五个关键要素中增加个体化养生保健的要素，在全社会大力推行养生保健相关的措施和方法，更加有效地促进健康。

首先建立并完善中医特色预防保健服务体系的配套政策，建立中医特色预防保健服务体系建设的长效机制，确保中医特色预防保健体系建设的投入和合理补偿。选择一些效果好、可及性强、价格低廉的中医预防保健服务项目纳入公共卫生服务，作为公共卫生服务的组成部分；制定中医预防保健服务项目和收费标准并有选择地纳入医保报销目录，为中医预防保健领域创造良好的政策环境。

其次建立中医预防保健机构、人员准入制度。制定中医特色预防保健服务机构的设置标准，从业人员准入标准，对中医预防保健服务机构实行行政许可，对专业技术人员实行资格认证与注册管理，建立定期考评制度，健全有关管理规范，制定运行规则，规范市场行为，为中医预防保健服务的发展提供制度保障。

6.2.4 优化中医药诊疗预防保健服务的技术（产品）体系

中医药预防保健产业快速发展。以中医药养生保健理念为指导的预防保健产业和产品已经成为我国健康产业的重要组成部分。不少企业针对大众的养生保健需求，投入大量资金，研究开发了许多具备不同功效的中医药保健品，取得了很好的经济和社会效益。中医药预防保健服务技术（产品）体系仍然不完善，可以从以下几个方面完善服务技术（产品）体系：

(1) 实现服务技术方法及产品的有机联系

根据中医预防保健服务的需求，按照服务技术（产品）体系建设的要求，围绕健康状态辨识、检测监测、信息存储整合、分析评估、干预调理等环节，以传统中医学和养生学为主体，融合现代科学技术方法，通过发掘、继承、集成、创新、丰富和发展各环节的服务技术方法及产品，并使各环节的服务技术方法及产品有机联系，构成体系。

(2) 加强中医预防保健服务规范和技术（产品）标准的研究

逐步建立中医预防保健服务的质量控制体系。加强中医预防保健服务效果评价方法和指标体系的研究，科学总结服务效果。加强中医“治未病”的传统理论内涵和现代机制研究，推动“治未病”的学术继承和发展。

(3) 建立“治未病”科技创新机制

促进有关医疗卫生机构、科研单位、高等院校、企业之间的合作，整合资源，建立“治未病”虚拟研究院信息监测网络和系统等协作平台；形成“治未病”科研的新型组织模式，建立预防保健服务与产、学、研、金融等相结合的研发机制，组织研制、筛选、推广一批“治未病”预防保健服务的产品器械设备和技术方法，促进科技成果的转化。

6.2.5　优化中医药诊疗预防保健服务的社会氛围

目前，中医药预防保健还存在其他相关问题。例如，市面上有关药膳、药浴等中医药预防保健方面书籍的品种和数量很多，但是中医药特色预防保健理论专著却很少。说明我们对中医药预防保健理论的整理和研究不够深入，导致中医药预防保健在使用的深度和广度上不够理想。缺乏以健康促进为中心的系统研究计划。体现中医药“治未病”特点的干预效果评价方法尚未建立；缺乏健康状态连续、动态的基础数据信息，使得干预效果难以评价；缺乏“治未病”科研成果转化为技术和服务产品的途径和机制。中医药预防保健的宣传力度和广度不够，以致中医“治未病”理念尚未得到全面普及。为此，我们提出的解决途径如下。

1）发挥中医“治未病”在预防保健方面的特长，进一步优化社区中医保健服务功能。中医药在社区符合广泛的人群需求。中医药历史悠久，几千年来深入人心，颇受群众欢迎，而且随着经济生活水平提高和居民健康防病意识增强，居民对依靠中医药防病保健的需求不断提高，尤其是中老年人，对中医药的接受性强、信任度高，开展社区中医预防与养生保健服务有着深厚的社会基础。但是社区中医保健功能的发挥有赖于各个社区卫生服务中心合理布局相关科室，并且拆分中医预防与养生保健任务为具体项目，切实按照技术特长分配给各个科室。充分发掘中医“治未病”的优势，系统规划治未病科室的职能职责，引导广大社区居民正确认识“已病”与“未病”的区别，发挥治未病科室在中医预防保健方面的特长。

2）中医诊疗预防保健在中医学里，包含“未病先防”及“已病防变”两个方面，绝大多数人都知道预防疾病的益处和必要性，但是付诸行动的很少。在实际中，具体如何预防疾病、防治疾病的发展，大多数人知之甚少。尤其是中医学传统知识中的保健养生知识，知道的更少。预防疾病，在实际中，往往知易而行难。很多人的健康理念并不理想，往往是老年时或得病后才开始重视健康，才开始真正在行动上尝试保健，以预防疾病的发展。[14]必须在全社会展开中医诊疗预防保健的健康宣传和教育。只有如此，人们才会了解什么是科学的健康理念，才会了解中医学养生保健知识，养成良好的生活习惯和合理的就医习惯，从而达到预防疾病的目的。通过政府倡议支持、整合社会资源，开展形式多样内容丰富的宣传活动。宣传内容应简单、易记、好理解，可以收录一些有趣的预防养生故事，以使受宣传者对养生产生好奇和兴趣。

3）增加专项基金建设，开展“产学研”多位一体的中医药诊疗预防保健服务。设立中医药预防保健事业发展专项基金，为中医药预防保健事业发展提供经济上的支持和保障。加大中医药预防保健的科研力度，及时开展中医药预防保健相关科学研究，特别应加强中医药预防保健服务技术方法的研发与推广、服务效果评价的研究等，争取建立一套既易于医务人员和教育工作者掌握、推广，又能使群众普遍接受的方法。

6.3 政府、高校、企业与社区的整合关联协作

6.3.1 组织间协作策略

6.3.1.1 高校与社区关联协作

基层医疗服务非常重要，却缺乏与其相适宜的医学全方位的综合型人才，

中医全科医师的数量和质量均不能满足社区卫生服务的需要，这是目前社区卫生服务人才培养发展的瓶颈[13]。为支撑基层社区卫生服务的可持续发展，应在高等中医院校探索开展中医全科医学学科建设，在中医学专业课程设置中增加中医全科医学基本理论与临床操作技能的内容，有条件的高校还应举办中医全科医学研究生学位教育。具体来说，应从以下方面着手：

（1）彻底转变思想观念

一方面，转变教学观念。长期以来，医学教育普遍“重医轻防”，将着眼点仅放在疾病诊治方面，忽视卫生保健的教育与教学，忽视基层医疗服务机构，难以树立预防为主的观念。社区卫生服务知识和技能是医学生完整知识能力体系的重要组成部分，加强社区卫生服务实践教学工作是培养合格医学专业人才的重要环节，因此高等医学教育者要进一步转变观念，加强医学类专业的社区卫生服务实践教学。另一方面，转变学生观念。使学生认识到社区卫生服务中心在整个医疗体系中扮演着与大型医院不同但同样重要的角色，是联系百姓生命健康的重要单位。要改变学生普遍持有的对社区医院“只要坐门诊，开简单处方”的认识误区，体会到作为一名社区医生所要承担的义务和责任。

（2）合理安排教学活动

首先，开展社区实践教学[14]。深入社区卫生服务中心，了解基层医疗预防保健的组织结构与作用，各级组织的职能与分工以及基层预防保健的工作内容；了解社区中医药卫生服务的对象、主要内容和可能的服务需求；重点了解社区人群常见病、多发病的预防和诊治等方面的知识。在带教老师的指导下，根据选题写出社区实践调查研究的设计方案，带教老师批改指导后，学生再予以进一步完善。实践结束后撰写一篇调研论文并进行交流答辩，据此对每个学生进行考评。其次，就近实习。所谓就近实习就是尽量安排学生到学校附近、临床教学基地附近或假期回生源所在地参加社区医学实践活动，这样更有利于社区中医药医学实践活动的开展。再次，自主联系。可采用学院开具相关证明，让学生在所属生源地自主联系实习点的方式，引导学生积极参加社区医学实践活动。

（3）结合中医专业特点开展社区实践教学

传统中医药具有依从性强、价格低廉、操作简便、易学易用、群众基础广泛等优势，因此要积极构建具有中医特色的社区医学实践教学模式。教师应将中医“天人合一”、“未病先防”、“大医精诚”和“中医技术简、便、验、廉”

等理念应用到社区医学实践教学中，促进学生对中医防治理论与预防医学相结合的理解。培养学生“中医治未病”的预防观念，引导学生熟悉社区常用中医适宜技术，开展具有中医特色的社区常见慢性病防治工作及健康教育，让学生体验以中医之长为社区百姓解决病痛的成就感，提升专业学习兴趣。

(4) 社区医院与中医院校合作进行科研研究，承担课题任务

以科研课题为切入口，大力开展科研攻关，与中医药院校合作，进行规范、科学和系统的研究，以研究促发展，在实践中探索新的科研方向和思路[15]。例如皖南医学院与马鞍山市人民医院签订科研协议，合作研究“颈动脉病变影响因素及对脑卒中发病的前瞻性研究”。马鞍山市人民医院将合作研究的脑卒中防治新技术用于脑卒中高危人群的筛查和干预、健康宣教等方面的工作，显著地降低了当地居民脑卒中的发病率、复发率、致残率与死亡率，改善了当前脑卒中治疗干预现状，维护了本地居民健康，同时达到了以科研促进医疗水平提高的目的。同时合作项目为双方人才培养、科研学术交流和科研水平提升搭建了良好的平台。

6.3.1.2 企业与社区关联协作

(1) 中医药企业将中药电子订单系统引入社区

中医药企业利用自身的优势，将现代化信息技术引入到社区卫生机构的日常工作中。建立社区中成药和中药饮片采购电子订单系统，集成电子商务与中医药企业的供应链管理，定期为社区卫生服务机构提供数据，丰富社区卫生机构的营运信息，协助社区医院建立社区居民健康档案。

(2) 中医药企业协助社区医院对医护人员进行专业化培训管理

社区卫生机构的发展急需全科性的中医师人才，但是社区医生获得全科医学技能培训的机会不多，了解最新临床知识的渠道较少，急需专业化的临床培训。中医药企业可以发挥拥有的医学和药学高级人力资源优势与社区卫生机构进行互动，帮助社区卫生机构提升医疗人员的业务素质，同时还可以使其与社区卫生机构的业务交流更加和谐畅通。

(3) 中医药企业在社区进行健康服务营销

在政策允许的范围内，为了满足社区基本的卫生服务需求，药品生产企业可合理利用社区资源和相适宜的技术，在社区开展人性化的营销服务[16]。以人的健康为中心、家庭为单位、社区为范围、需求为导向，重点服务社区当中的

妇女、儿童和老年人。中医药企业资助社区的健康公益活动，不仅可以推广健康理念，还能加强与社区卫生服务中心的合作。

6.3.1.3 政府与社区关联协作

(1) 政府引导创建中医药特色的社区预防保健服务示范区

在社区卫生服务中切实加大中医药预防保健工作的力度，有利于满足群众日益增长的多样化的卫生服务需求，提高人们的健康水平。推出一批具有榜样示范和典型效应的中医药预防保健服务示范区，能够促进和带动当地乃至全国的社区卫生中医药预防保健服务的发展。政府应加大投入，确保社区中医药预防保健服务的健康发展。卫生局应成立专门的工作领导小组，以保障社区中医药预防保健服务工作的经费、场地和人员配备，将社区中医预防保健服务相关的人员经费、公用经费、业务经费、房屋经费等全部纳入政府财政预算[17]。同时要加强专业技能培训，提高社区中医药服务队伍的素质。邀请大中型医疗机构的名中医进入社区，通过传、帮、带提高社区中医药卫生服务队伍的水平。例如北京市中医管理局依托大中型中医院高级中医人才聚集的优势，开展了“携手网络工程”，全市二、三级中医院全部与社区卫生服务中心（站）建立了对口支援关系，建立了中医专家巡诊制，效果良好[18]。

(2) 加强基础建设，实现中医药预防保健服务覆盖

中医药管理部门协调相关部门，积极为社区卫生服务机构配备一定数量的中医药人员，配置开展中医药预防保健服务必要的设施和设备。同时，根据卫生部、国家中医药管理局联合印发的《社区卫生服务机构用药参考目录》制定适用于本地区的中药饮片和中成药品种目录，在其供应保障、价格制定、临床应用、报销比例等方面，充分考虑中医辨证施治、处方用药的特点以及中医药的特点[19]。另外，在各地中医药管理部门的领导下，将社区中医药预防保健服务网络建设纳入到社区卫生服务网络建设中，统筹规划，并举建设。还要积极鼓励和引导企事业单位、社会团体和个人等社会力量参与社区中医药预防保健服务的建设和发展。

(3) 加强组织领导，全面落实发展社区中医药服务的政策措施

首先，强化职责。各级中医药管理部门要将社区中医药预防保健服务工作摆上重要议事日程，与其他各项工作统筹规划，共同推进。其次，抓好落实。各级中医药管理部门要进一步加强与相关部门的配合，推动社区中医药预防保健服务政策措施的全面落实。再次，加大投入。加大对社区卫生服务机构开展

中医药服务所需的基本设施、设备和人员培训的投入。最后，加强监督。研究制定社区中医药预防保健服务工作考核评价指标和制度，适时调研和督查各社区中医药预防保健服务工作的情况。

（4）政府大力推广社区中医药“治未病”服务

举办“治未病”高峰论坛，进一步传播“治未病”理念，交流推广“治未病”的最新研究成果及工作经验，探讨完善中医特色健康保障服务模式，推动中医特色预防保健服务体系的构建。遴选“治未病”预防保健服务试点单位，建立健全政府引导、市场主导、多方参与的“治未病”工作运行机制，提供服务技术产品和服务支持的示范体系，形成中医特色明显、技术适宜、形式多样、服务规范的“治未病”预防保健服务体系框架。

（5）组织编写中医药推广书籍

政府组织相关中医专家，编写出版有关中医药预防保健知识如何在社区推广的丛书，并定期开展中医药预防保健知识社区推广的工作；中医药管理部门筛选编制适合本地区的适宜技术推广目录，将适宜技术与岗位培训有机结合起来。

6.3.2 政府与企业协作策略

（1）政府扶持建立中药现代化产业体系

中药现代化就是将传统中医药的优势、特色与现代科学技术相结合，以适应当代社会发展需求的过程[20]。中药现代化要在继承和发扬中医药的优势和特色基础上，充分利用现代科学技术的方法和手段，借鉴国际通行的医药标准和规范，研究开发能够合法进入国际医药市场的中药产品，提高中药在国际市场的竞争力。具体措施主要有以下几方面。

1）加强中药产业发展的统筹规划，制定利于中药产业发展的相关优惠扶持政策，加快建设现代化的中药技术体系和产业体系。突出中药产业体制创新和自主创新，理顺产业链条，培育壮大龙头中药企业和药物大品种，提升装备和技术水平，加快实现中药现代化的产品结构调整和产业升级。

2）加强中药工业技术改造，改进传统生产工艺，提高中药的纯化和提取水平。疏通流通渠道，建设现代化的中药产业制造基地、物流基地和出口基地，打造一批中药制造名厂和中药经营名店，培育大中型的中药企业集团，形成一批中药大品牌和名品牌。

3）推进中药材的规范化种植，形成中药材优势产业带。建立中药新药、新技术研发平台，支持利用现代科学技术进行中药创新药物的研发、名医名方的开发以及名优中成药的二次开发，提升中药品牌竞争力。

（2）政府主导建立中药产业标准

目前我国上市的中药还不能进入国际主流医药市场，主要原因是研制手段和方法未达到发达国家的先进水平，与国际新药的研发标准要求还有一定差距，中药研发的科技含量和中药产业的技术创新速度难以与国际接轨。因此我国中药产业必须建立严格的标准，以适应国际竞争。

1）在中药产业标准的建设中，政府需要提供完善的制度保障，鼓励企业进行GMP《药品生产质量管理规范》改造，尤其是中药饮片的GMP建设，从源头上保障中药质量。政府还应鼓励中药新药的研究开发，鼓励企业从销售收入中提取一部分作为新药的研究开发资金。在资本市场上，对内上市融资、兼并收购，对外市场开放、外资并购，政府都应提供积极的政策扶持，引导资金合理流入中药产业。

2）政府制定公开、公正的资助政策，鼓励中药企业参与国际竞争。政府准确把握中药技术标准，拨出部分资金对积极参与标准建设的企业进行资助，制定出详细的规章制度。对受资助的企业严格审查，做到公平、公正、公开，提高资金的使用效率，以此吸引更多的中药企业参与到中药产业的标准建设中来。

3）对中药产业中的重点企业进行扶持，形成中药企业标准联盟。鼓励中药产业中的重点企业申请国内外相关专利，建立自主技术标准，然后推向市场，以此示范和引导其他中小型的中药企业。

4）企业是市场经济的主体，因此在中药产业标准的建设中企业应发挥积极的作用。中药企业应积极参与标准研发工作，掌握标准内容，以便企业的研发符合乃至高于标准，让研发的产品能迅速占领市场。同时中药企业还需加快技术创新步伐，提高技术水平，让生产的中药达到相关标准，甚至通过自主的技术创新，制定新的产业标准，使中医药产业在市场竞争中立于不败之地。

（3）政府协助推动中医药企业走向世界

目前，我国中药出口总额在我国出口贸易总额中所占比重微乎其微，出口的中药技术附加值低，原料（中药材）和粗加工产品（饮片和粗提物）仍占出口中药的大部分，中成药出口价格也普遍低廉[21]。要从根本上改变现状，需要政府的引导、扶持和中医药企业的共同努力。

1）政府设立专项科研基金，为中药企业的研发提供资金支持，根据国际市场需求，选择市场潜力大、疗效确切、有研究基础的中药品种，由企业和政府部门共同出资在国外权威的专业机构做前期研究，然后在国外资本市场融资，开发申请新药。

2）支持中药企业和专业技术人员开展国际和地区间的中医药合作，促进中医药对外开放。吸引国外患者体验中医治疗，鼓励企业在境外兴办中医药经营实体，开展中医药服务。支持建立高水平的中医药联合实验室、研发中心，充分利用全球科技资源，带动中医药科技创新。打造具有国际影响力的中医药知名品牌，培育具有国际竞争力的中医药骨干企业，促进知名度高的中医药产品和服务品牌“走出去”。积极利用各种平台和方法，开展中医药文化海外推广工作。

3）政府扶持出口导向型的中医药企业，支持中药出口企业的技术升级；鼓励和扶持我国中医药企业在国外设立独资或合资企业，进行本土营运；鼓励有实力的大中型中医药企业在国外上市[22]。

6.3.3 高校与企业协作策略

中药产业既一项传统产业，又是新兴的高科技产业，面临着机遇也面临着挑战。中医药研究的任何创新，都可能带来中药产业市场的革命性突破，产生巨大的经济效益和社会效益。这一特性使中医药高校和中药企业的联合成为必然。

6.3.3.1 中医药高校结合企业需求培养人才

企业对中医人才的需求内容随着时代的变化而变化，无论是对学历、能力还是素质都提出了新的要求。作为人才的供给方，中医药高校必须顺应时代发展的要求，以中药企业的实际需求为导向，加大教学改革力度，提高人才培养的针对性和有效性。

1）中医药高校以企业需求为导向，进行学科结构调整，制定专业培养计划，紧跟行业发展趋势和企业人才需求动态，使教育更加接近产业发展和企业需求，培养出高素质的人才。首先，完善教学内容，实现课程设置综合化，加强学校与企业的合作，根据企业的人才需求和人才质量完善教学内容，制定针对性的教学计划；其次，变革教学手段和方法，多采用互动的教学形式，充分利用先进的媒体，在课堂教学中建立新型的、平等的师生关系，培养学生主动发现问题并解决问题的能力；再次，转变教学观念，在传授现成知识的同时，更要引导学生寻找新的思路，探索未知领域，充分发挥学生的主体作用。

2）以企业需求为导向改革人才成长的评价机制，建立适当的对学生和教师的评价机制。对学生建立多维的评估标准和指标体系，不仅要考查学生基础知识和基础理论的掌握情况，还要考查学生运用知识解决实际问题的能力；评价教师应当兼顾教学和科研两方面，对教学成果和科研成果给予同等待遇，避免刻意追求教师的课题经费、科研项目和发表论文的数量，激励教师培养创新型人才。

3）加强中医药高校与中药企业的互动与合作。中药企业按照自身的特点和需要，要求高校培养所需人才，把大学生作为人力资源的主要来源，同时与中医药院校建立高新技术研究中心和联合实验室等，通过联合攻关，合作解决企业发展面临的技术瓶颈，以取得技术水平高、应用效果好的重大成果，并以此为中药企业培养一批具有坚实理论和实践能力的高级人才。

6.3.3.2 中医院校与中药企业产学研结合

中医是专业性很强的学科，中医行业的发展与中医药高校的发展密不可分。中医院校与中药企业的合作具有互补性、合作性和高端性的特点[23]，因此二者进行产学研的合作具有深远而重大的意义。

1）深入推进校企产学研合作，首先应从管理入手，建立规范、灵活的科研体制和机制，完善相关的规章制度，激发内部活力，增强教师的科研主动性。同时根据研究的内容按项目进行校、院两级管理，实施重大项目开题论证，并定期进行汇报，跟踪服务管理制度的实施过程，提高管理效能。学校科研管理人员要积极对外联系，掌握项目申报和企业科技需求的信息，随时联系校主管科研工作的相关领导，与科研人员定期沟通和交流，为校企的产学研合作提供强有力的制度保障。

2）建立合理的科研成果评价机制，中医院校应紧密结合当地中药企业的需求，合理安排工作时间，让教师和科研人员利用一段专门的时间进行科研工作，制定鼓励政策使校工作人员深入企业进行调研，或到企业兼职进行合作研究和产品开发。在职务晋级和考核评优等方面学校应给予从事科研成果转化工作的教职工相应的优惠政策。拓宽科研成果的转化渠道，使教师进行课题研究的同时积极进行新型科研成果的转化。

3）高校负责科研的管理部门应建立信息化的管理平台，将科研成果、专家学者和科研项目等信息建立档案以形成信息库，建设企业技术需求信息平台，高校科研管理者主动联系当地中药企业，调查企业遇到的技术难题，跟踪有广阔市场前景的相关应用成果，建立成果资料库和企业技术需求信息库，为高校科研工作者和企业搭建联合攻关平台。

4）鼓励高校科研人员接受企业委托的研究课题，承包企业的科研项目，搞好协作攻关，纠正教师闭门科研的做法，不定期的调查当地经济的发展情况和中药企业的技术改造情况，了解企业进行产品开发时所需要解决的科技难题，做好中药企业所需技术的预测，为高校科研人员确定研究方向提供有效的指导。

6.4 中医药预防保健服务进社区的便利策略

6.4.1 培养专业化的社区中医药预防保健服务队伍

首先，将社区中医药人才培训纳入工作重点范围，成立医疗卫生培训中心和培训学校，确保社区中医药医务人员每年有一次以上的培训机会。开展社区常见疾病的中医诊疗和中医适宜技术的中医药培训，积极组织建设中医类别全科医师规范化培训点。通过建立联合培训机制，邀请省市中医医疗机构的专家到社区卫生服务中心开设讲座，增加培训覆盖率，逐步建立并完善规范化培训制度。其次，完善中医药继续教育制度，把社区中医药人员接受继续教育与执业考核、职称晋升等结合起来。同时实施人才引进工程，引进高级职称中医师、中级职称中医师、省市区名老中医等中高级中医人才。再次，引导中医志愿者走进社区卫生服务中心也是社区中医预防保健工作的一个重点方向。发动并聘请社区内退休的老中医或中医专家作为志愿者到社区坐诊，以其多年积累的诊断经验为社区居民服务。最后，应搞好传、帮、带，通过老中医带教年轻医生的方式来完善中医队伍梯队建设。

6.4.2 建立社区居民中医健康档案

居民中医健康档案是对居民的健康状况及其发展变化，以及影响健康的有关因素和接受卫生保健服务的过程进行系统化记录的文件。完整的、系统的居民中医健康状况数据是社区中医类别全科医师掌握居民健康状况的基本工具，也是进行社区卫生服务的前提[24]。档案应该具有真实性、科学性、连续性和可用性，即健康档案是由各种中医药服务原始资料组成的，应如实地反映居民的中医药服务状况，包括病情变化、治疗的经过和康复状况等详尽信息，同时中医健康档案作为医学信息资料，记录时应具有医学科学的通用规范性，居民每次患病的资料可以累加，以此保持资料的连续性。居民中医健康档案所涵盖的内容应以国家居民健康档案构架为基础，包括基本信息、健康特征、健康问题和服务记录(表6-1)。

表6-1 居民中医健康档案

信息类型	具体内容
基本信息	人口学信息、社会经济信息、婚姻信息、保险信息、就业信息等
健康特征	既往史：就诊时间、就诊医疗机构、诊断等主要索引信息 过敏史：过敏的中药等主要索引信息
健康问题	居民健康危险因素和疾病史
服务记录	疾病诊疗（就诊时间、就诊医疗机构、中医诊断、中医药适宜技术、中医药物等）和预防保健服务（生活调摄、运动疗法、药膳食疗等信息）

6.4.3 开展中医健康教育

通过多种形式的健康教育活动，向社区居民普及中医基本知识与养生保健知识，增强居民的健康意识和自我保健能力，促使人们自觉进行有益于健康的起居和饮食，增强体质，消除或减轻影响健康的危险因素，达到预防疾病、促进健康、提高生活质量的目的。

6.4.3.1 中医健康教育的内容

(1) 普及“冬病夏治”思想

“冬病夏治”疗法是我国传统中医疗法中的特色疗法。根据中医“冬病夏治”的原理，在夏季开展针灸、拔火罐、中成药及中草药的外熏洗疗法，预防骨关节病患者冬季发病，在伏天开展穴位敷贴治疗慢性阻塞性肺部等疾患，缓解患者症状，预防患者冬季发病。同时还可以以社区卫生服务机构为中医预防与养生保健“冬病夏治”的基地[25]。

(2) 中医四季饮食、起居、体质调养

其中，饮食调养是指运用中医药指导饮食，社区中医药服务包括“药食同源”的理论基础，其丰富的理论和实践资源为社区居民提供饮食指导；起居调养是指日常生活顺应自然，衣帽适体，厚薄适度，冷则增，热则减，随时调整，不能将就；体质调养是根据中医体质辨识表确定自己的体质类型，进行相应的体质调养。

(3) 中医"治未病"思想

运用中医"不治已病治未病"的思想，结合现代预防医学的理论，对社区居民进行三级预防、三级监护、三级服务的综合性服务。

(4) 开展社区中医健康教育知识讲座

以中医类别全科医师为骨干，依托全科医师团队，成立健康教育讲师队伍，在各社区向群众普及中医药知识。

(5) 开展社区中医健康咨询

全科医师团队在各社区进行义诊咨询，内容包括合理营养，各种慢性病的防治知识，家庭心理教育，以及暴饮暴食、偏食、酗酒对健康的影响等。

(6) 开展以家庭为单位的中医健康教育

内容可以包括食疗药膳，食补与药补，冬令进补，情志调摄与气功导引等。

6.4.3.2 中医健康教育的途径

1）开展不同人群（健康、亚健康及患者群）的中医健康教育。

2）开展社区中医健康教育知识讲座。充分利用人口学校、家长学校，由医学专家、保健专家等组成讲师团，开展健康教育活动，传播科学、文明、健康的生活习惯和保健知识。

3）开展社区中医健康教育咨询。在社区卫生服务中心设立健康教育室，为居民提供各种免费咨询和健康教育服务。

4）结合"世界结核病日"、"全国肿瘤防治宣传周"、"世界无烟日"、"高血压日"、"糖尿病日"、"世界艾滋病日"等各种主题日开展相应的中医药健康教育活动。具体方法见表6-2。

表6-2 中医健康教育的开展形式

形式类型	具体内容	优点	缺点
语言方法	口头交谈、健康咨询、专题讲座、医患（群众）座谈等	方便易行、直接交流、针对性强、经济有效	需掌握人际传播技巧、与居民有共同语言

续表

形式类型	具体内容	优点	缺点
文字方法	标语、宣传单、宣传画、宣传册、医药报刊、墙报、专栏、健教、运动处方等	作用广泛、内容系统、材料可反复使用、广泛散发、便于流传	要求受众具有一定的文化水平
图片与实物	图片、照片、中药标本、模型、示范等	生动、形象、直观的特点可使居民收到良好的效果	需要固定场地
多媒体方法	广播、幻灯片、互联网、电视、电影等音像手段	不受时间空间的限制，动态表达事物的连续性，适合操作过程的演示，发挥试听并用的优势提高健康教育效果	宣传成本较高
趣味活动	健身表演、知识竞赛、有奖竞猜等	娱乐助教，趣味性强	实施有相对的难度
营造中医文化环境	显著位置悬挂古代名中医人物画像，塑立中医人物塑像，张贴古代健康养生诗词、中医食疗挂图和牌匾等	潜移默化的强化教育作用	容易被忽视，时间久

6.4.3.3 中医健康教育的要求

1）社区卫生服务机构应根据明确的社区诊断，针对疾病谱、常见病和多发病，有针对性地制订中医药健康教育计划和方案，并安排专人负责中医药健康教育活动。

2）中医药健康教育应发动社区卫生服务机构所有的卫生技术人员，分层次分方面进行宣传和教育。

3）开展中医药健康教育的人员应定期接受健康教育知识培训，提高素质，更新知识。

4）要调查和评价社区居民对中医健康教育的知晓率和满意度。

6.4.4 开展治未病服务，成立中医特色诊区

唐代医家孙思邈提出“消未起之患”、“治未病之疾”、“医之于无事之前”这种观念非常先进，至今仍被预防医学运用。随着科学技术的进步，传统意义上“未病”、“欲病”和“已病”三个层次的界限已模糊，许多“未病”已成“已病”，如无症状高血压、糖尿病、脂肪肝、冠心病、慢性肾炎甚至部分肝硬

化、早期肿瘤也被视为“未病”。社区中医应与时俱进，结合现代科技手段对疾病进行诊断治疗，将“未病”、“欲病”和“已病”三个层次的界限迁移，及时诊断、干预和治疗，只有这样才能真正体现治未病的思想，发挥社区中医的预防保健作用[26]。

6.4.4.1 “治未病”服务的基本原则

坚持以政府主导、以社会效益为第一的原则；以人为本，以健康为中心，服务群众；坚持中医药特色优势、预防保健技术方法的适宜性、公益性和可持续性；坚持将治未病工作纳入基本公共卫生服务项目，并有效地配置于社区卫生服务的运行中，与社区卫生服务相结合。

6.4.4.2 “治未病”服务内容

（1）未病先防

在流行性感冒易发季节、甲流等传染病流行期间，开展未病先防服务，提高社区居民健康水平。方法有中药香囊带、艾叶燃熏、板蓝根等中药煎水服用。运用中医药知识开展孕产妇预防保健服务，根据孕期、产褥期、哺乳期提供饮食起居、食疗、康复训练指导、产后心理辅导等。重视四时养生，四季调神，进行适时的养生保健和体育锻炼，如气功、太极拳、五禽戏、八段锦、易筋经等[27]。现代生活节奏加快，很多人的身体素质慢慢变差，脾胃虚弱已经是许多现代人的共性问题，尤其是节假日人们容易暴饮暴食，更加重了脾胃负担。脾胃虚弱分为脾气虚、脾阳虚、胃气虚和胃阳虚四种，可根据不同的脾胃类型在节假日前后利用中医药进行合理的调理，达到预防保健的目的。

加强“治未病”意识，将筛查出疾病的居民纳入健康管理范围，对亚健康但是未有明确诊断疾病的居民开展“未病先防”的工作，提供个性化的“治未病”体质调护方案，为亚健康人群提供涵盖养生保健、食疗药膳、情志调摄、运动功法和体质调养等内容的中医健康教育，并定期进行指导。开展中医体质辨识服务，进行中医体质辨识养生就是顺应体质的稳定性，优化体质，消除疾病发生的内在机制，达到健康益寿延年的目的。每个人的体质都具有相对的稳定性，但也具有一定范围内的动态可变性和可调性。所以人们可以通过体质辨识，了解自己的体质，进行合理的预防保健，使体质向健康方面转化[28]。实践中多选择《中医基本体质分类量表》和《中医体质分类判定标准》，开展中医体质辨识。具体见附表1。

（2）既病防变

对社区常见病、多发病、慢性病（如高血压、糖尿病、冠心病、高脂血症、恶性肿瘤和骨关节疾病等）开展治未病服务联动干预模式，推广药物养生和中医药膳食疗保健，制定不同疾病群的食疗处方；对社区人群按照不同年龄段进行划分，为其提供独具特色的中医养生保健方案，包括基本调治原则和具体养生方法等；对传染病（如慢性肝炎等）开展预防性治疗，运用中医药技术延缓疾病发展，预防并发症发生。

（3）病后防复

在社区开展中医预防保健服务，对脑卒中后遗症患者和残疾人推广康复养生、针灸养生、推拿按摩及经络养生；对肿瘤患者、放化疗患者实施养生干预，预防疾病复发。在全科团队服务中深入开展“治未病”的服务项目、服务内容和服务方法，提供全面、综合、多样化的“治未病”预防保健服务。冬春季节过敏性疾病发生率高，按“冬病夏治”理论运用药物、艾灸、针灸等治疗手段，对哮喘、慢性支气管炎等疾病进行预防性干预，方法有冬病夏治三伏贴、中药熏鼻咽喉、中药穴位敷贴、冬令进补、食疗药膳和气功导引等。对精神心理疾病患者应开展中医心理辅导，预防疾病复发，方法有体质调摄、音乐疗法、保健功法等。

6.4.4.3 建立中医特色诊区

建立中医特色诊区，开展中医药诊疗的推广、中医适宜技术的引进与应用、中医药文化的宣传、社区慢性病健康讲座及咨询。对中医药特色预防保健治疗服务实施集约式和规范化管理，营造传承经典中医诊疗的氛围[29]。例如，江苏省南京市玄武区已在多个社区建立中医特色诊区，取得了很好的效果，极大地缓解了居民看病难、看病贵的难题[30]。

中医特色诊区管理应着重以下方面：一是坚持政府主导、文化先行的管理机制，推进中医中药植根社区。将“以人为本”、“天人合一”的管理理念融入到中医药特色社区卫生服务的建设中，通过一定的路径逐步推动现代中医进社区，以完成中医药在社区的融入与根植。二是提高对中医文化的认识，结合社区特点来研究、理解、运用、提升传统中医文化。中医药技术在社区有着深厚的群众基础，中医中药发展的根基在基层社区，中医中药只有在广大百姓身边才能得到真正的弘扬。从中医特色诊区是树立传承现代中医中药服务文化的重要载体角度而言，中医特色诊区中展示中医药特色文化的健康教育和中医药文化普及、经络文化介绍等系列中医药科普宣传，使患者感受到和谐宜人的服务理念。中医药特色诊区应强调中医药学所特有的品质、品位，重视社区卫生服务所要求的公众化审美情趣，突出文化意识。既体现传统中医药的深厚底蕴又不失现代化的技术水准，使其成为传承现代中医药服务文化理念、以特色服务文化惠及百姓的载体，充分发挥其聚集人气、惠及百姓的特色[29]。

6.4.5 开展中医家庭病床

中医家庭病床是指中医类别执业医师定期上门对需要连续治疗服务的患者提供上门诊治或设立病床的服务，并在特定的病历上记录的服务形式。以家庭病床、出诊和与社区居民签订“社区家庭保健合同”等形式，形成以个人为主体、以家庭为单位的相对稳定的服务关系。

中医家庭病床主要的服务对象包括卧床或患慢性疾病需要连续治疗保健的高龄老年人以及到医院就诊有困难的患者；经住院治疗后病情已经稳定但尚需继续治疗，并符合家庭病床条件的患者；其他特殊情况需建立家庭病床的患者。中医家庭病床的诊疗项目涉及脑血管疾病、呼吸道疾病和心血管疾病等（表6-3）。

表6-3 中医家庭病床的主要诊疗项目

疾病分类	疾病名称
脑血管疾病	脑出血、脑梗死、脑卒中等
呼吸道疾病	慢性支气管炎、慢性阻塞性肺气肿、支气管扩张等
心血管疾病	高血压、冠心病、肺心病、心律失常等
晚期肿瘤	胃、肠、肝、肺、乳房、前列腺肿瘤等
骨折	下肢、上肢骨折等
其他	糖尿病、关节炎、帕金森病、老年痴呆、褥疮、痛风等

6.4.6 建立两级医院合作的双向转诊制度

社区卫生服务双向转诊，是根据病情和人群健康的需要而进行的上下级医院之间的转院诊治过程。双向转诊包括两个转诊过程，即“上转”和“下转”。“上转”即病人从社区卫生服务机构向上级医院转诊，“下转”即病人从上级医院向社区卫生服务机构的转诊[31]。

设有中医科的社区卫生服务机构与上级中医院签订“双向转诊”协议，借助上级医院的实力，发展中医社区卫生服务。以三级医院做坚强的后盾，充分利用三级医院的技术和设备支持系统，将中医适宜技术推向社区，从而充分体现中医的“简单、方便、有效、便宜”的优势，进而实现居民“小病在社区”，解决居民“看病难、看病贵”的问题。例如全国中医药特色卫生服务示范区成都市青羊区社区卫生服务中心的双向转诊制度比较具有代表性，其卫生服务中心（服务站）均与辖区综合医院、中医医院及指导中心签订了双向转诊协议，构建了中医药服务“绿色通道”，实现了省、市、区、社区四级卫生机构中医药服务“基础共建、网络公用、资源共享”[32]。

6.4.7 政府加大投入，增加中医人才和医疗资源

政府应加大对社区中医药政策的投入，增添中医设备，增加中医人员收入。加强宣传和推广，政府、媒体和社区应大力宣传中医药文化内涵、中医药防病治病的理念知识和作用，提高群众利用中医药进行自我保健的意识和能力，使中医药更好地服务社区卫生事业。用中医药知识指导社区居民的慢性病治疗和老年人、妇女、亚健康人群的养生保健，从而促进预防保健、医疗、康复、健康教育、计生服务为一体的新型社区卫生服务模式的落实。

落实人才队伍建设配套政策，使优秀的中医人才愿意进入社区卫生服务机构工作。对现有中医社区人员进行中医适宜技术的培训和推广，多层次多渠道培养中医人才，也可以吸引大医院高级中医名师进社区传帮带，或与社区医院合作对接，对基层现有西医师及全科医师进行中医理论及适宜技术的培训，多渠道普及社区中医知识技术。

建立相应制度规范中医诊疗及病历书写，确定相应考核办法和奖惩措施，建立健全中医进社区和中医适宜技术推广运用的计划。加大医保和农保对运用中医药治疗疾病的报销力度，积极开展“治未病”养生保健、中医康复、慢性病等的中医药研究，推广针灸、推拿、膏药、洗浴、敷贴、熏蒸、导引、药物、穴位注射等方法，发掘创新防治方法，整理老中医的学术经验和思想，使中医进社区真正热起来[33]。

中医进社区并非在社区设立中医门诊来争夺医疗资源，不是地理位置前移，也不是清代赵学敏所著《串雅》中走街串巷的“走方医”，而是将医疗卫生服务重心前移，进行社区卫生服务。目前医疗卫生工作的模式是医生坐在办公室等

待病人来求助，而社区卫生服务则要求医生不但能坐诊还要能走入社区，社区中医应对个人、家庭和社区健康实施整体负责和全程控制，发扬中医治未病的特色，对社区服务对象进行健康教育、养生保健、康复指导、体育锻炼的指导，如气功、太极拳、五禽戏、八段锦、易筋经等，以及利用体检和走访等调查手段，建立居民健康档案，包括家庭健康档案、个人健康档案、特殊人群健康档案和慢性病随访记录，及时发现问题并解决，从而达到促进健康、提高生命质量和合理利用医疗资源的目的，使中医治未病的思想发扬光大[17]。

附

中医体质辨识记录表

姓名：　　　　　　　　　　　　　　编号：

<table>
<tr><td colspan="3">检查日期</td><td></td><td>责任医师</td></tr>
<tr><td rowspan="10">中医四诊合参</td><td rowspan="8">望诊</td><td>望神</td><td colspan="2">1. 得神 2. 少神 3. 失神 4. 假神 5. 神智异常 □</td></tr>
<tr><td>望色</td><td colspan="2">1. 常色 2. 白色 3. 黄色 4. 赤色 5. 青色 6. 黑色 □</td></tr>
<tr><td rowspan="2">望形</td><td>体态</td><td>1. 体壮 2. 体弱 □</td></tr>
<tr><td>体形</td><td>1. 肥胖 2. 中等 3. 消瘦 □</td></tr>
<tr><td>望头、面、躯体、四肢、皮肤</td><td colspan="2">1. 未见异常 2. 异常________ □</td></tr>
<tr><td rowspan="3">舌诊</td><td>舌色</td><td>1. 淡红 2. 淡白 3. 红 4. 绛 5. 青 6. 紫 7. 瘀斑 □/□</td></tr>
<tr><td>舌苔</td><td>1. 薄白 2. 薄黄 3. 白腻 4. 黄腻 5. 少苔或无苔 6. 干燥 7. 剥脱 8. 水滑 9. 黑或黑腻 □/□</td></tr>
<tr><td>其他</td><td>1. 枯 2. 老 3. 嫩 4. 胖 5. 瘦 6. 齿痕 7. 裂纹 8. 芒刺 9. 痿软 10. 强硬 11. 歪斜 12. 颤动 13. 吐弄 14. 短缩 15. 其他 □/□</td></tr>
<tr><td rowspan="2">闻诊</td><td>听声音</td><td colspan="2">1. 未见异常 2. 高亢 3. 低怯 4. 重浊 5. 沙哑（嘶哑） □</td></tr>
<tr><td>闻气味</td><td colspan="2">1. 未见异常 2. 异常 □/□</td></tr>
<tr><td rowspan="5">中医四诊合参</td><td rowspan="5">问诊</td><td>寒热</td><td colspan="2">1. 未见异常 2. 恶风寒 3. 畏寒 4. 潮热 5. 微热 □/□</td></tr>
<tr><td>出汗</td><td colspan="2">1. 未见异常 2. 自汗 3. 盗汗 □/□</td></tr>
<tr><td rowspan="3">疼痛</td><td colspan="2">1. 有 2. 无 □</td></tr>
<tr><td>疼痛性质</td><td>1. 胀痛 2. 刺痛 3. 绞痛 4. 窜痛 5. 掣痛 6. 灼痛 7. 冷痛 8. 重痛 9. 空痛 10. 隐痛 □/□/□/□</td></tr>
<tr><td>疼痛部位</td><td>1. 头部 2. 颈肩部 3. 胸部 4. 胁部 5. 胃脘部 6. 下腹部 7. 腰部 8. 背部 9. 四肢 10. 周身 11. 其他部位 □/□/□/□</td></tr>
</table>

续表

检查日期				责任医师	
中医四诊合参	问诊	口渴		1. 口渴 2. 不渴 3. 多饮 4. 不多饮	□/□
		饮食		1. 胃纳佳 2. 纳呆 3. 厌食 4. 消谷善饥 5. 饥不欲食 6. 偏嗜食物	□/□
		口味		1. 未见异常 2. 异常（①淡②苦③甜④酸⑤涩⑥咸⑦黏腻）	□（□）
		大便	便次	1. 未见异常 2. 异常（____次/____天）	□
			便质	1. 适中 2. 偏软 3. 糖稀 4. 偏硬 5. 秘结 6. 黏滞 7 其他	□
		小便	便次	1. 未见异常 2. 频次 3. 癃闭 4. 夜尿__次	□
			便色	1. 清 2. 浊 3. 偏黄 4. 其他	□/□
			便量	1. 多 2. 少	□
		睡眠		1. 未见异常 2. 失眠 3. 多梦 4. 易困 5. 嗜睡	□/□
		问妇女	经带胎产	1. 未见异常 2. 异常	□
	切脉	切脉		1. 浮 2. 沉 3. 缓 4. 迟 5. 数 6. 细 7. 滑 8. 弦 9. 濡 10. 涩 11. 结 12. 代 13. 虚 14. 实 15. 促 16. 紧 17. 洪 18. 长 19. 短 20. 其他	□/□/□/□
		按诊		1. 未见异常 2. 异常	□
现存主要中医健康问题	1. 未发现 2. 有				□
	1.（病名/辨证分型）				
	2.（病名/辨证分型）				
	3.（病名/辨证分型）				
	4.（病名/辨证分型）				
	5.（病名/辨证分型）				
	6.（病名/辨证分型）				
	7.（病名/辨证分型）				
	8.（病名/辨证分型）				

主要中医用药情况	药物名称	用法	用量	用药时间	服药依从性 1. 规律 2. 间断 3. 不服药
	1.				
	2.				
	3.				
	4.				
	5.				

其他中医治疗方法	疗法名称	部位	方法	频率	治疗时间	治疗依从性 1. 规律 2. 间断 3. 不治疗
	1.					
	2.					
	3.					
	4.					
	5.					

续表

<table>
<tr><td colspan="2">检查日期</td><td></td><td>责任医师</td><td></td></tr>
<tr><td>体质辨识</td><td colspan="4">1. 平和质 2. 气虚质 3. 阳虚质 4. 阴虚质 5. 痰湿质 6. 湿热质 7. 血瘀质 8. 气郁质 9. 特禀质
□/□/□/□/□</td></tr>
<tr><td>健康调护</td><td colspan="4">1. 饮食调养
2. 生活起居
3. 体育锻炼
4. 情志调摄 □/□/□/□</td></tr>
</table>

填表说明：

（1）此表由有条件的基层医疗卫生机构填写，由中医医务人员或经过培训的其他医务人员完成。

（2）中医望、闻、问、切四诊合参资料为居民现存主要中医健康问题、体质辨识、健康调护依据。问诊部分妇女相关内容用于15岁以上的女性。

（3）现存主要中医健康问题，指曾经出现或一直存在，并能够影响目前身体健康状况的问题。可多选。有中医健康问题的居民需填写疾病名称。

（4）主要中药用药情况，需长期服药的慢性病患者填写，指最近一年内的主要中药用药情况，使用饮片患者填写方名，使用中成药患者填写药名及剂型，用法、用量按医嘱填写。用药时间指在此短时间段内一共服用此药的时间，单位为年、月或天。服药依从性是指对此药的依从情况，“规律”为按医嘱服药，“间断”为未按医嘱服药、频次或数量不足，“不服药”即为医师开了处方，但患者未使用此治疗。

（5）其他中医治疗方法，需长期治疗的慢性病患者填写，指最近一年内进行针灸、推拿、拔火罐、敷贴、刮痧等治疗，填写具体方法名称，作用部位，采用的方法、频率（单位为次/年、月、周或天）按医嘱填写。治疗时间指在此时间段内一共采用此治疗的时间，单位为年、月或天。治疗依从性是指对此治疗的依从情况，“规律”为按医嘱治疗，“间断”为未按医嘱治疗、频次或数量不足，“不治疗”即为医师开了处方，但患者未使用此治疗。

（6）体质辨识根据《中医体质分类判定标准》、《9种中医基本体质分类量表》开展中医体质辨识。体质可以多选，但平和质和其他体质不可同时选择。

（7）健康调护指运用中医理论进行健康指导。

参 考 文 献

[1] 文庠，薛洪汇，吴勉华，等. 全球化视域下的中医药院校教育. 中国中医药信息杂志，2013，(2)：99～102

[2] 张宗明，文庠. 医文结合 培养高素质中医文化传承创新人才——访南京中医药大学校长吴勉华教授. 南京中医药大学学报（社会科学版），2012，(3)：129～136

[3] 国家中医药管理局规划财务司. 2012年中医药统计分析提要报告. 中国中医药报，2013-11-6(003)

[4] 张丹. 中医药高等院校发展战略研究. 中国市场，2010，(27)：153～154

[5] 单宝珍，陈吉炎，王雪芹，等. 高等医药院校如何传承中医药文化. 中国医药导报，2012，

(35)：126～128

[6] 刘晓倩，刘梅，郭书文，等．北京中医药大学“名医室站”的建设实践与思路探索．中医药管理杂志，2013，(8)：779～782

[7] 李万逸，刘瑞萍．大力开展继续教育，促进中医院建设．继续医学教育，2000，(2)：9～12

[8] 刘江，苏振飞，王天宝．论中医院发展的核心竞争力．中国医学创新，2012，(10)：142～143

[9] 杨卓欣，吴志强，郭双莉．加强中医药文化建设的若干思考．中医药管理杂志，2008，(2)：91～92

[10] 胡凌娟，陈占禄，赵慧卿，等．探索中医预防保健人才的培养路径．中国医药导报，2011，(27)：87～88

[11] 梁瑞琼，陈宛媛．广东省中医药预防保健服务体系的现状与发展．现代医院管理，2013，(2)：38～40，44

[12] 韩有翠，郭栋．中医全科学对在社区小学开展中医学预防保健宣传的可行性探讨．江西中医药，2012，(3)：11～13

[13] 潘华新，梁沛华，王宏．新医改背景下加强高等中医药院校社区医学实践教学的思路．西北医学教育，2013，21 (4)：646～648

[14] 黄品贤，董英等．中医药院校学生社区实践的教学探索．上海中医药大学学报，2007，21 (6):13～15

[15] 陈惠，王冰，周柳斯．中医进社区 如何面对人才困境．中国社区医师，2010，(44)：3

[16] 程潇，官翠玲，姜卫．医药企业如何在社区健康服务营销中实现绿色医药供应链系统．医药导报，2013，(1)：133～134

[17] 黄鞠通．中医进社区难点及对策探讨．浙江省农村卫生协会．浙江省第十七届农村医学暨乡镇卫生院管理学术会议大会论文集．浙江省农村卫生协会，2009：2

[18] 任壮．中医进社区，路子走对了．中国中医药报，2010-5-24 (002)

[19] 黄迪君，蔡志龙．浅谈农村社区中医药发展存在的问题和对策．浙江省第十九届农村卫生改革与发展学术会议大会论文集，2011

[20] 李振吉．中医药现代化发展战略研究．北京：人民卫生出版社，2009：18

[21] 郭冬梅．国际竞争环境下的中药产业技术创新问题分析．中药研究与信息，2004，(6)：4～8

[22] 曹阳．论政府的政策支持对医药产业降低技术创新风险的作用．中国药业，2002，(10)：28～29

[23] 霍妍，工幼芳，姜文达．基于成果转化的高校产学研合作模式选择策略研究．科技管理研究，2008，28 (12)：224～226

[24] 张玲，曾庆秋．社区居民健康档案信息化管理现状分析与展望．中国社区医师（医学专业)，2012，33：318～319

[25] 严国进．这样的中医进社区当提倡．健康报，2010-8-18 (005)

[26] 沈桂根．浅谈中医进社区．光明中医，2012，27 (2)：379～380

[27] 李志旻，曹书杰．进一步完善社区双向转诊方式的探讨．中国医院，2009，13 (2)：79～80

[28] 周少林，丁勇，王燕．中医体质辨识在养生保健中的应用．世界中医药学会联合会体质研究委员会第一届学术年会论文汇编，2012

[29] 杨志庆，王复华，潘金莉，等．中医进社区新模式：国医堂．中国卫生质量管理，2011，18（1）:71～73

[30] 汤浩，钱立，侯锦阳．玄武区打造特色基础卫生服务体系．南京日报，2011-8-1（A01）

[31] 马亚楠，何钦成．美国管理化医疗对我国社区双向转诊制度的启示．中国卫生质量管理，2007，14（4）：76～78

[32] 刘智利．成都青羊区推进中医进社区．中国中医药报，2009-2-19（002）

[33] 占宏霞．中医进社区卫生服务可行性分析及现实意义的探讨．社区医学杂志，2007，15：60～61

7 中医药预防保健服务案例分析

预防保健是中医药学的重要组成部分，以“治未病”为核心理念的养生理论和技术方法，是中华民族独特的健康文化[1]。随着医学模式的转变、健康观念的变化以及医学目的的调整，中医“治未病”理念受到前所未有的关注。各地也积极展开了诸多各具特色的中医药预防保健服务实践，其中比较有代表性的有上海闸北区的健康责任制服务模式、杭州拱墅区的健康管理模式和南京栖霞区的慢病防控模式等。

7.1 上海闸北区中医药预防保健服务案例分析

7.1.1 上海闸北区社区中医药发展现状及进展

21 世纪初，闸北区在中医药事业方面暴露出中医医疗资源不能满足人民群众需求的问题，具体表现为：部分中医医疗机构中医特色不浓，西医化趋势严重；中医药人才评价注重研究能力；对新一代中医人才临床技能培养不够，这些问题制约了闸北区中医药事业的发展。2009 年，国务院印发的《关于扶持和促进中医药事业发展的若干意见》中，明确要将中医药预防保健服务作为基本任务，强调要充分发挥中医药预防保健的特色优势。同年，国家中医药管理局制定了《关于积极发展中医预防保健服务的实施意见》，在全国开展了预防保健服务试点地区和单位的活动。在这样的宏观背景下，上海闸北区积极推进社区中医药卫生服务工作，并开展社区中医药和中医预防保健服务试点工作。

自 1999 年起，闸北区积极探索开展中医药社区服务。2005 年，闸北区成为全国首批中医药特色社区卫生服务示范区。2008 年年底，闸北区已有 9 家社区卫生服务中心及所属 45 个社区卫生服务站。闸北区每 9. 14 万居民拥有 1 个社区卫生服务中心，高于上海平均水平（9. 54 万）。2009 年时，被国家中医药管理局确定为全国“治未病”预防保健服务试点地区，闸北区临汾社区卫生服务中心成为上海市第一批中医药服务的社区示范点。

2012 年，闸北区北站街道社区卫生服务中心入选上海市示范性社区卫生服务中心。同时，闸北区顺利通过全国社区中医药工作先进单位期满复核。同年开展的第三方测评中，闸北区域居民中医药服务知晓率和满意度分别达 92% 和 93%。截至 2013 年 4 月，社区门诊中医处方数占处方总数比例已超过 55%[2]。此外，闸北区设 200 万“治未病”科研基金，作为“治未病”科研专项经费，计划在卫生科技信息中心健康管理网络中研究开发“中医体质”、“中医证候”、“慢性病监测”等 3 个模式。目前闸北区各医疗机构均已建立治未病门诊或治未病工作室，可向社区居民提供体现中医特色的体质辨析和个性化养生保健、食疗药膳、心理调适、健康体检和健康教育等服务。闸北区通过明确社区功能定位，以“建机制”为先导，明确社区功能定位构建健康责任制服务模式。这打破了社区卫生传统“求医看病”的服务模式，构建了健康管理中心，建立了服务重心前移、服务功能一体化、服务过程互动的新型健康服务模式，凸显了健康管理的理论。

7. 1. 2 上海闸北区社区中医药预防保健工作思路

7. 1. 2. 1 指导思想

以“预防为主，防治结合”为主要方针，以实现人人享有安全、有效、方便、价廉的中医预防保健服务为根本目的，构建城市社区有中医特色的预防保健服务体系，探索完善在社区开展“治未病”的服务方式、服务内容和服务项目，推动社区中医药事业发展，提高社区中医药对社区卫生服务发展的贡献率。

7. 1. 2. 2 基本原则

1）贯彻定期体检，见微知著；重视先兆，截断逆转；安其未病，防其所传；掌握规律，先时而治；三因制宜，各司法度（因地、因人、因时制宜）等 5 项“治未病”的原则。

2）坚持以健康档案中居民体检表为基础，以中医体质辨识为抓手，与中医药文化及适宜技术相结合的工作原则。

3）要坚持政府主导、以社会效益为第一的原则。

4）坚持以人为本，以人民群众健康为中心。

5）坚持发挥中医药特色优势，普及中医预防保健知识。

6）坚持将“治未病”工作纳入基本公共卫生服务项目，与社区卫生服务六位一体相结合，有效地配置于社区卫生服务的运行中。

7.1.2.3 闸北区中医药预防保健服务体系

闸北区中医药预防保健服务体系是以人为本、以健康为核心，在中医“治未病”理论指导下借助现代医学技术的，规范的、个体化的、系统的、全程的预防保健服务体系。该体系是在有效防控疾病的基础上，战略前移，以全民健康保障作为工作重心，强调其维护健康的基本目的。现阶段中医特色预防保健服务体系的总体构架由服务提供子体系、服务技术（产品）子体系和服务支持子体系组成，这三个子体系是在遵循一般服务体系构成规律基础上，结合中医“治未病”试点工作而提出的[3]，具体如下。

（1）建设服务提供体系

①闸北区社区中医药预防保健服务体系是以闸北区内二级中医院设立的“治未病中心”，社区卫生服务中心（站）建立的“治未病健康小屋”和“治未病服务点”以及区疾病预防控制中心、区妇幼保健所、区精神卫生中心和区二级综合医院中医科为网络组成的中医预防保健服务体系；②设立“治未病中心”为临床科室，进行防治结合、防治并重、整合资源等预防保健工作，并设立与“治未病中心”相应的技术科室；③区中心医院、北站医院、市北医院中医科创建“治未病”门诊，探索提供KY3H的健康保障服务；④区疾病预防控制中心成立“治未病”科室，把“治未病”工作列入预防和控制传染病发生、传播、防治慢性病工作内容中。

（2）完善服务技术（产品）体系

闸北区根据“治未病”预防保健服务的需求，按照服务技术（产品）体系建设的要求，以传统中医学和养生学为主体，融合现代科学技术方法，丰富和发展各环节的服务技术方法及产品，并使各环节的服务技术方法及产品有机联系，构成体系。建立“治未病”科技创新机制，促整合资源，建立“治未病”虚拟研究院、信息监测网络和系统等协作平台，形成“治未病”科研的新型组织模式，促进科技成果的转化[4]。

1）以“治未病”理念为核心，闸北区“治未病中心”和“治未病社区点”建立以中医理论为指导的健康状态辨识动态中医干预服务体系。借鉴并结合健康管理经验和方法，充分利用现代医学及其他多学科技术方法，针对社区慢性病（高血压、脑卒中、慢性支气管炎、糖尿病、冠心病、骨质疏松症、恶性肿瘤）检测、监测、干预等各个环节，构建全程连贯的中医预防保健服务的技术（产品）体系。完善社区中医预防保健服务检测、分析、评估、咨询指导的“治未病”技术（产品）体系。

2）借助相应的设备，加强“治未病”技术开发，建立“治未病”专业技术队伍，依托“治未病”门诊、“治未病”研究室，把中医药人才与技术优势进行转化，为本区域内中医预防保健服务的技术中心和研究中心提供技术支撑。

3）依托区卫生局开展“治未病”预防保健服务体系医学科研招标、技术研发。同时，依托闸北区卫生局信息中心，为中医预防保健服务体系提供信息化技术。

（3）建立服务支持体系

①依托上海市中医药社区服务研究中心，加强人才培养，培养一批中医药基本功扎实、具有丰富的临床实践经验、掌握中医养生保健知识培训出一批能规范运用中医特色技术和方法的中医预防保健服务技能型人才，提高队伍素质；②区疾病预防控制中心、区妇幼保健所和区精神卫生中心配备一定数量的专（兼）职中医药专业技术人员，积极运用中医药知识与技术，提供相应的中医药预防保健服务指导，并成为开展“治未病”预防保健服务的平台[5]；③依托区疾病预防控制中心防治传染病、慢性病以及健康教育与健康促进的渠道和方式，为扩大中医“治未病”工作范围，提高防病能力，提高指导和管理支撑；④依托全区8个街道1个镇健康促进工作网络，为“治未病”预防保健服务文化传播提高社会支撑；⑤建立政策保障体系，为“治未病”预防保健服务的开展提供支持。

7.1.3　上海闸北区社区中医药预防保健服务组织结构及内容

上海闸北区预防保健服务组织结构主要由两大部分构成：“治未病”协会和“1339”区域“治未病”模式（图7-1）。其中“1339”区域“治未病”模式是由四大模块组成：1家中医医院“治未病”中心、3家二级综合性医院“治未病”门诊、3家专业“治未病”科室、9家社区卫生服务中心“治未病”工作室，具体内涵及承担的工作如下。

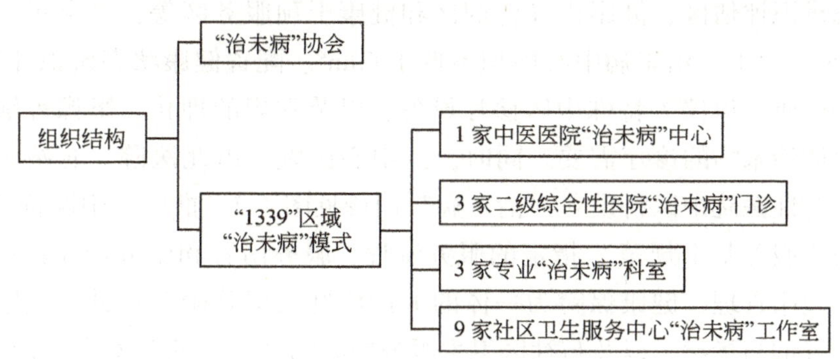

图7-1　上海闸北区预防保健服务组织结构

7.1.3.1　成立"治未病"协会

区治未病协会是独立民办非企业法人单位，根据其职能和定位及业务技术项目，合理配置基本设置设施，如办公桌、办公椅、办公室、计算机、打印机、复印机、电话、交通车辆（汽车、自行车）等；充分利用区科技信息管理中心的示教培训室、图书馆、档案室等资源。

7.1.3.2　建立"1339"模式

2009年由闸北区人民政府主导，区卫生局指导下建立"1339"区域"治未病"预防保健模式。即1家中医医院"治未病"中心，3家二级综合性医院"治未病"门诊，3家专业"治未病"科室，9家社区卫生服务中心"治未病"工作室[6]。

（1）中医医院

区中医医院"治未病"中心面积可根据需要分为健康体检和信息采集区、健康状态辨识评估区、健康指导咨询区和健康干预服务区等，每个区服务面积在$15m^2$以上，治未病中心面积不低于$60m^2$。配置健康状态辨识评估设备（中医体质辨识仪等特殊中医诊疗设备），常规的理化、影像等辅助检查设备（可整合本单位的其他相关资源），应保证治未病的诊疗需要。中医"治未病"中心成为医院的一级科室，建立"治未病"专业技术队伍，并坚持防治结合、防治并重，执行预防保健服务规范；承担区域中医预防保健工作指导、"治未病"项目研究、社区中医药人员培训及业务指导等任务。

（2）二级医疗机构（图7-2）

和区中医医院一样，二级医疗机构可根据需要设置健康体检和信息采集区、健康状态辨识评估区、健康指导咨询区和健康干预服务区等，要求每个区服务面积在 $15m^2$ 以上，治未病中心面积不低于 $60m^2$。配置健康状态辨识评估设备，例如中医体质辨识仪等特殊中医诊疗设备，以及常规的理化、影像等辅助检查设备，保证治未病的诊疗需要。同时，区中心医院、市北医院、北站医院等三家二级综合性医院中医科设立“治未病”门诊见图 7-2，推广“中医特色健康保障服务模式服务基本规范”指定的服务流程、服务内容和服务功能；提供融健康文化、健康管理、健康保险为一体的 KY3H 健康保障服务；进行健康风险评估、健康咨询与指导，以及与社区卫生服务中心的“治未病”双向转诊。

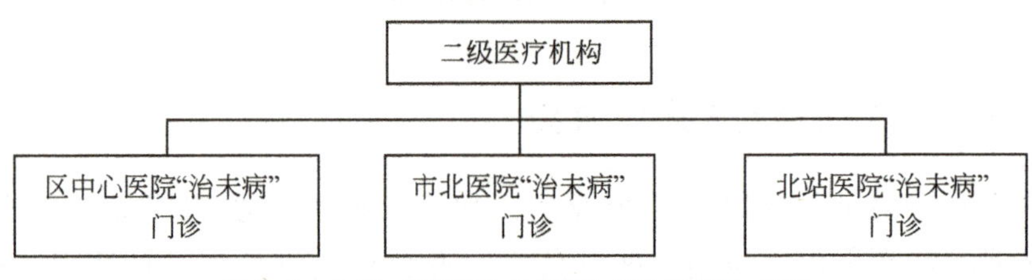

图 7-2　3 家二级综合性医院“治未病”门诊

（3）专业站所（图 7-3）

区疾病控制中心、区精神卫生中心、区妇幼保健所等均设置了治未病科室见图 7-3。区疾病预防控制中心负责指导各社区卫生服务中心，开展高血压和糖尿病“治未病”预防保健“菜单式”服务工作，并将其纳入慢性病考核管理；建立高血压，2 型糖尿病等慢性病中医预防保健指导方案，对急、慢性传染病（急、慢性肝炎等）开展预防性治疗，并组织制定不同疾病群的食疗处方[7]。区精神病卫生服务中心积极运用中医药方法开展精神疾病患者的预防保健服务，并指导和管理社区卫生服务中心精神病防治工作。对患有精神心理疾病及某些躯体性疾病的人群运用中医药的体质调摄、音乐疗法、保健功法和中医“意疗”等方法，开展中医心理摄生指导服务。区妇幼保健院负责针对儿童多发病、常见病以及体弱儿童，开展中医预防保健服务。通过结合不同年龄妇女的生理特

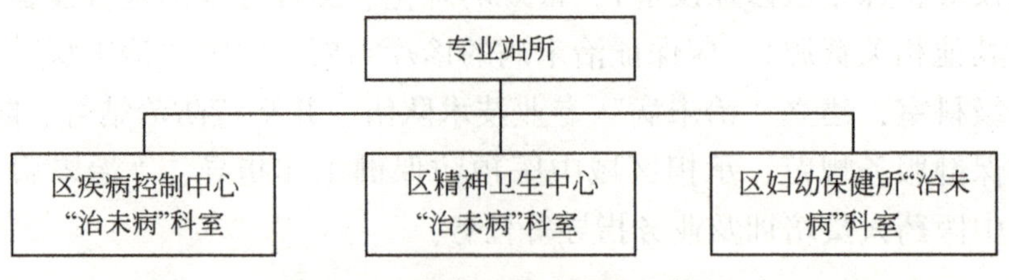

图 7-3　3 家专业“治未病”科室

点和常见病，积极运用中医药技术方法开展“治未病”工作。根据孕期、产褥期、哺乳期提供饮食起居和食疗指导、保健操、产后心理辅导服务，并指导和管理社区卫生服务中心中医妇幼保健工作。

（4）社区卫生服务中心

各社区卫生服务中心每个全科团队均有一名中医执业医师，在服务站点配备了针灸器具、火罐、中医理疗仪和康复器械等设备，重点推广运用中医药适宜技术，开展高血压、脑卒中和慢性支气管炎等慢性病的中医、中西医结合治疗的菜单式服务[8]。每所社区卫生服务中心“治未病”工作室（健康小屋）应设置在相对独立的中医药综合服务区，房屋建设标准为15m^2或以上，悬挂古代中医人物画像或塑立中医人物塑像，通过文字、图片、实物塑像、宣传版面、电子屏等多种形式介绍治未病基本知识和古代健康养生保健诗词。有条件的可配备中医舌像仪、脉象仪及健康评估软件等。承担中医基本医疗和中医预防保健服务，发挥中医“治未病”特色优势，为社区居民提供规范、良好的中医预防保健服务。

7.1.4 上海闸北区社区中医药预防保健服务的主要措施

7.1.4.1 积极开展社区中医药“治未病”工程

（1）成立服务研究中心及联合体

2004年5月，上海市闸北区社区卫生服务研究中心成立。2005年7月，闸北区卫生局与复旦大学公共卫生学院联合成立“复旦大学公共卫生学院、闸北区卫生局社区卫生服务研究中心”。2005年9月，闸北区和美国凯斯大学联合成立“社区卫生与家庭医学国际合作中心”。2006年3月，“上海市中医药社区卫生服务研究中心”在闸北区成立。2009年12月成立闸北区“治未病”协会。2011年4月，以中医为特色的医疗联合体在闸北区正式成立。该联合体以市中医医院为核心，联合闸北区二级综合性医院和区内九家社区卫生服务中心，为居民提供中医药特色诊疗服务[9]。

（2）构建以全科团队为核心的家庭医生服务模式

闸北区以慢性病为切入点，开展疾病管理和以全科医生团队为核心的家庭医生式服务，统筹社区人群健康管理，构建主动、综合、连续的健康服务与管理模式，使家庭医生与功能社区人群建立长期稳定的服务关系[10]。通过开发家庭医生指挥中心和功能社区自助监测功能，以电话、短信、网络等形式合理部署指挥家庭医生开展中医治未病工作，有效满足区域服务对象的健康需求。闸北区通过基本医疗与基本公共卫生服务并重，使家庭医生真正成为社区人群健康的“守门人”。

（3）建设社区治未病俱乐部

“健康教育小屋”建立了完备的健康教育网点，利用此优势，建立治未病俱乐部，由街道和居委会负责组织发动社区居民，探索开展健康教育与健康行为指导的新模式，旨在以健康教育为载体，在社区中倡导健康生活方式，让社区居民听得懂、学得会、用得上。以预防保健为重点，拓展和深化社区卫生服务，使健康保障“关口”前移。

7.1.4.2 “治未病”与“六位一体”相结合

闸北区在创建中医药特色社区卫生服务示范区过程中，积极将中医药“治未病”原理与社区“六位一体”相结合，形成显露出新的生命力的一种具有前瞻性意义的服务模式。围绕“六位一体”重点推广针灸、推拿、拔罐、刮痧、热敷、熏洗、中药贴敷、保健按摩等8～10项中医药适宜技术。开展社区养生保健服务，包括制定中医养生保健方案及养生保健适宜技术（四时养生和四季调神）。开展药物预防，如冬病夏治、针灸、敷贴及中草药外洗等服务。完善常见慢性病社区中医防治康复的实施方案包括中医辨证分型、施治方法以及疗效评价等。对社区常见慢性病（如高血压、糖尿病、冠心病、高脂血症、恶性肿瘤和骨关节疾病等）开展“治未病”服务联动模式。对亚健康人群提供体质辨识及养生指导与评价工作。对脑卒中（中风）后遗症病患者、残疾人开展康复养生、针灸养生；推拿按摩及经络养生；对肿瘤病患者的放化疗期间实施养生指导。对精神、心理疾病患者人群开展中医意疗。如体质辨识、音乐疗法及保健功法等。开展“三优服务”、“四时服务”、“三床联动”、“三级监护”、“三病管理”等多种有特色的为老年人服务的模式。特别是高龄老人，主动开展上门医诊和保健服务，提供三级监控、三级服务、三级预防的中医药干预措施，定期上门服务。此外，继续开展中医临终关怀安宁护理服务。

7.1.4.3 开发“治未病”健康评估自测系统

闸北区卫生局自行开发了“治未病健康评估自测系统”，并于2010年9月在闸北区区属各医疗机构投入使用，方便社区居民就近了解自身体质变化情况[11]。居民通过“治未病”健康评估自助机，通过做题，可以自行检测自身的健康状况并获取个人健康指导。此外，全科医生可通过健康自测报告向居民进行详细解读，还可借助于“治未病”预防保健服务体质自测系统对就诊者进行体质评估。同时，该自测系统还会将居民的健康档案自动上传到市区级医院的信息库，从而与上海市48家医院的数据库对接起来，实现了数据的多点采集、动态更新，使公共卫生和临床医疗一体化管理成为现实。

通过整合区域卫生信息系统，以居民电子健康档案为核心，建立具有中医特色的、动态全程的健康状态信息库，构建居民健康管理的中医专档，全面掌握社区人群的健康综合信息。通过数据的即时更新，实施健康档案的监测、分析、评估、预测、预警等动态管理功能[10]。

7.1.4.4 绩效评价

对中医预防保健服务的绩效进行评价，需要建立一个科学客观的预防保健服务绩效评价指标体系，并用该体系对各单位进行“治未病”绩效评价，形成一种竞争的激励机制，这样能够有效促进“治未病”服务工作的提升和完善。自2010年底起，闸北区着手制定“治未病”预防保健服务绩效评价体系，并在2011年初应用该评价体系对15家区属基层医疗卫生机构的中医预防保健服务工作进行了绩效考核评价，包括1家区中医医院、2家专业站所（区疾病预防控制中心和妇幼保健所）、3家二级综合性医院和9家社区卫生服务中心。通过绩效考核可以发现医疗卫生机构在开展中医预防保健工作中存在的不足，找到改进的方向，并通过找到差距进行提升，最后达到提高社区卫生服务机构中医预防保健服务能力的目的。

7.2 杭州拱墅区中医药预防保健服务案例分析

7.2.1 杭州拱墅区社区中医药发展现状及进展

拱墅区是老城区，已进入了老龄化社会，因此拱墅区人口的健康水平程度已成为一个急需解决的紧迫问题。在社区卫生服务中，中医具有简、便、廉、验、效的优势和作用，可缓解“看病难、看病贵”的问题，但是拱墅区中医药预防保健服务的发展却不佳。经调查发现，影响中医药服务在拱墅区发展的主要原因是健康管理尚存在运行机制不够成熟，健康教育比较薄弱，社区居民对中医药的特点、优势以及防病治病的认知度还不高；中医药事业没有专用经费；人才缺乏，医务人员的专业素质欠缺；需求有待进一步开发；社区卫生服务中心用房困难；各级政府和社区卫生服务中心对健康管理的投入不足，缺乏政府及社会参与，未形成健康教育合力，缺乏整体设计和整体推进。

针对这些问题，拱墅区加强宣传，提升社区群众对中医药知识的认知程度；不断推进中医药科研的深化和发展，使中医药适宜技术充分融入到社区卫生服务中去。2007 年，杭州市拱墅区成为全国中医药特色社区卫生服务示范区，且率先在全区开展以治未病服务为特色的中医药诊疗及预防保健服务。同年，杭州市拱墅区卫生局在全国率先发起了百名健康管理师进社区活动，实施系统内全科医师的健康管理知识培训考核。2009 年，拱墅区全区医疗机构门诊量达 308 万人次，其中社区中医药服务占 1/3 以上。2010 年，拱墅区采取了政府主导的社区中医健康教育模式，这一创新做法在国家中医药管理局召开的基本公共卫生服务中医药服务项目试点工作启动会上，被列为中医健康教育服务项目的技术规范参考样本。2012 年，拱墅区在 2011 年试点的基础上，制定了《拱墅区中医药基本公共卫生服务考核方案》。2012 年，拱墅区中医药门诊人次占总门诊人次的 40%，社区居民中医药服务知晓率已达 91.5%、满意率达 92.8%。2013 年，拱墅区财政以全国第六次人口普查的户籍人口和流动人口数据为基准，按户籍人口 10 元/人，流动人口 5 元/人标准安排中医基本公共卫生服务经费。

7.2.2 杭州拱墅区社区中医药预防保健工作思路

7.2.2.1 采用健康管理的模式

为了进一步综合防治心脑血管疾病、恶性胖瘤等慢性病，2006 年卫生部疾病预防控制司对浙江等地下发了“关于开展维持体重和血压管理关鍵技术社区试行及应用项目的通知”，并为此制定了“维持健康体重和血压管理关键技术”社区试行及应用工作方案[12]。2007 年，杭州拱墅区卫生局在全国率先发起了百名健康管理师进社区活动。2010 年，拱墅区又采取了政府主导的社区中医健康教育模式。这些促进了慢性病综合管理模式的建立，在对慢性病进行健康管理过程中，如果将中医治未病思想融入进去，将会起到“小变化大效果”的管理疗效。杭州拱墅区就将中医治未病的思想与健康管理二者结合了起来，可用十六字概括：古为今用，洋为中用，中西合璧，协同创新[13]。拱墅区运用中医药"治未病"的思想来指导拱墅区社区进行健康管理，形成了以治未病服务为特色的中医药预防保健服务，从而实现人人享有基本医疗卫生服务的宏伟目标，为构建和谐社会做出贡献。

7.2.2.2 健康管理流程

1）健康状况检测和信息收集。

2）健康风险评估和健康评价。

3）健康风险干预和健康促进。

健康管理以最优化的资源投入获取最大的健康效益。落实到健康管理的操作流程，体检可谓前提，评估是手段，干预是关键，促进则是目的。

7.2.2.3 遵循的步骤

由于拱墅区健康管理服务涉及面广，区域特点突出，需求特意化明显，机构及人员素质参差不齐。因此在拱墅区社区健康管理实施中应该避免简单化与不切实际"照搬"及空洞说教。

首先，应该掌握基本：学习掌握社区健康管理的基本概念、基本知识、基本技能、基本要求与基本目的。

其次，突出重点：以强化社区不复生活方式改善与非传染性疾病风险监测管理为重点。

再次，瞄准实用：瞄准社区健康管理的实用技术、实用模式、实用流程的转化应用与健康产出。

最后，提高能力：提高社区群众的健康素养和自主健康管理能力。

7.2.2.4 实施的要点

1）提高拱墅区居民个体健康素养及自主健康管理能力。

2）加强拱墅区人群健康监测与疾病早期检查。

3）突出慢性病高风险人群健康干预与健康指导。

4）重视家庭医学保健与老年人健康照护。

5）创新社区健康管理服务模式与路径。

6）促进拱墅区卫生服务人员的健康管理师职业技能鉴定培训[14]。

7.2.3 杭州拱墅区中医药预防保健服务模式

7.2.3.1 治未病“1+1”工程

2011 年上半年，杭州市拱墅区实施基本公共卫生服务和中医药参与公共卫生服务项目“1+1”的服务新模式。截止 2011 年 6 月底，该区已建立 10 个治未病中心和 43 个站点，形成了治未病的健康网络。全区 60 岁以上老年人可以免费接受一次体质辨识，建一份中医健康档案，开一张中医饮食、保健、防病治病的健康教育处方，使每位老年人根据自身体质，了解辨体施养方案，合理膳食、起居、养生。对儿童、孕产妇、老年人及高血压、糖尿病等人群，均实施传统中医治未病理念和现代公共卫生理念相结合的干预措施。

7.2.3.2 治未病服务“和睦模式”

2010 年，推出了由政府主导，社区卫生机构、社区基层组织和社区居民共同参与的“三位一体”的中医“治未病”社区推进新模式——“和睦模式”。该模式以和睦街道所辖 4 个社区作为模式实验区。以街道为区域，对中医“治未病”社区推进工作进行“顶层设计”，成立中医“治未病”社区推进工作组，并设立相应的专业技术小组，建立中医“治未病”社区推进网络，设立以财政投入为主的专项基金，制定实施中医“治未病”工作计划[15]。

“和睦模式”主要利用街道文化中心场所，办中医“治未病”健康教育站，向居民展示中医“治未病”各种基本知识以及常用中草药等，邀请省、市级名中医主讲“治未病”科普讲座。同时编印《中医治未病保健手册》和中小学生《中医治未病知识手册》发放到户到人；组织卫生人员深入社区、公园、街头及住宅小区，开展中医“治未病”咨询和义诊活动；采取会议宣传和制作播放影像，巡回展示图板，增设黑板和宣传橱窗，举办知识竞赛等多种形式，使中医“治未病”服务进家庭、进校园、进企业单位，促使治未病的思想理念与方法手段深入人心。

“和睦模式”使社区居民享受到更多中医“治未病”预防保健服务，使社区医院扩大中医业务成果，体现了区域性“治未病”服务的综合效应。和睦街道社区卫生服务中心通过对社区干部了解有关“治未病”的 5 方面知识测试结果，“治未病”知晓率从原先的 20% 上升到 80%，对“治未病”工作政府应担任什么角色，从较清楚仅为16%上升到42%，多数干部原来认为“治未病”机构是大医院，现在明确主要应是社区卫生服务机构[16]。采用基线调查问卷，对实验区6000余户居民的中医“治未病”综合干预前后效果进行统计测评，结果显示，实验中的干预是有效的。之后，在和睦街道社区卫生服务中心增挂了“和睦医院”牌子。

7.2.3.3 治未病服务的“米市巷模式”

(1) 拱墅区米市巷社区卫生服务中心简介

该中心辖7个社区，4.2万余人口。2003年评为杭州市满意社区卫生服务中心。2004年评为杭州市规范化社区卫生服务中心。2005年评为杭州市示范性社区卫生服务中心。2006年通过ISO10012测量管理体系认证。2007年浙江省规范化管理体系认证。2008年被国家中医药管理局确定为全国社区治未病试点单位。2009年被列为全国中医药特色社区卫生服务示范区。

(2) 服务组织机构（图7-4）

在浙江省内首创初具规模的“社区中医馆”，特邀省、市20余名老中医定期坐诊；设立中西医“1+1”健康管理区，为居民免费提供“自助式”中、西医体检；设立中西医结合全科诊疗区、中医康复区和老年康复病房。

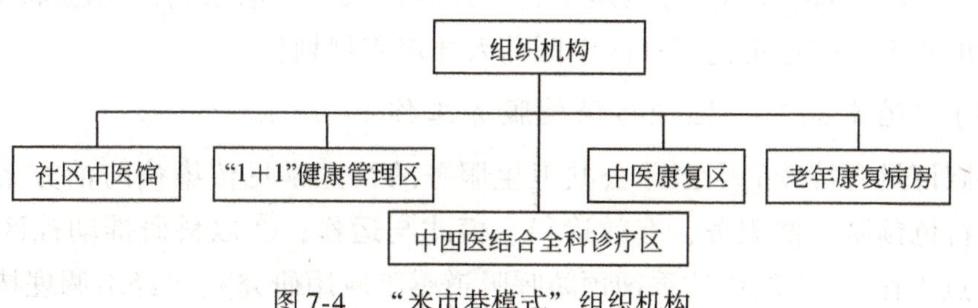

图7-4 “米市巷模式”组织机构

(3) 搭建“五个平台”（图7-5）

1）建立社区治未病服务平台，街道社区卫生服务中心专设天天开放的中医治未病门诊，为辖区居民免费提供体质辨识、五脏相音辨识和证素辨识等服务，为60岁以上老年人普遍测试中医体质，借助体质辨识结果实施个体化健康干预。同时，增设社区治未病服务项目，包括组织医务人员定期深入社区开展健康咨询、义诊和指导居民养生保健；为老年患者开设中医家庭病床；实施高血压、糖尿病社区治未病路径管理等[17]。

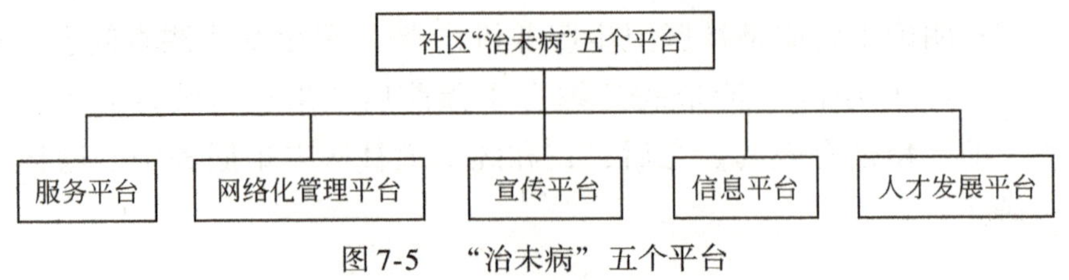

图 7-5 “治未病”五个平台

2）建立社区治未病网络化管理平台，街道社区卫生服务中心有全科、公卫医生，中医药人员等共 80 余人组成的 7 支责任医生团队，每支团队负责一个社区的治未病工作，实行网络化管理。责任医生为居民上门提供健康管理、公共卫生、中医药服务、慢病管理等“四个服务包”，促使中医治未病服务到家全覆盖。

3）建立社区治未病宣传平台，面向居民举办治未病知识讲座、编发宣传资料入户、开展治未病健康沙龙活动，利用各种宣传阵地，使“治未病”家喻户晓。

4）建立社区治未病信息平台，中心已为户籍居民 4 万余人建立包括中医体质辨识等内容的电子化健康档案，建档率达 95.5%，做到档案资料定时更新，实现区域性居民健康档案资源共享。

5）建立社区治未病人才发展平台，开展社区中医治未病，关键靠人才，为此，米市巷街道制定实施《社区中医药人才培养规划》。

（4）“治未病”中医预防保健服务工作

①制订具有特殊的中医药公共卫生服务的社区常见传染病防治方案；②开展中医特色预防保健服务，有效途径、模式与运作；③以科研推动社区“治未病”试点工作：《中医熏洗香剂预防呼吸道感染应用研究》、《经络调理技术在儿童保健系统管理中的应用研究》、《糖耐量减低人群组织化中医药综合干预模式的构建和效果评价研究》、《社区治未病组织模式构建与社区亚健康人群辨证论治干预的效果评价研究》；④中心与胡庆余堂合作，开设胡庆余堂名中医工作室；⑤成立“治未病”工作室，开展中医体质辨识服务：对“未病之人”、“欲病之人”和“已病之人”3 种 8 类健康状态进行评估，并对“6 个健康风险因素——生、成、发、传、复、源”进行干预；⑥开展“社区慢性病管理路径研究”。

7.2.4 杭州拱墅区中医药预防保健服务的主要措施

（1）增设组织机构

拱墅区创建“社区中医馆”、“胡庆余堂名医馆城北分馆”、“大运河国医国药馆”以及3个社区“名中医工作室”，使居民在社区就能得到便捷、优质、低收费的名中医医疗服务[18]。大医院名中医专家门诊每号50元以上，而在拱墅区看名中医每号只需花费5元。

（2）培育健康集聚产业

拱墅区打造集观光、养生为一体的中医药健康集聚产业，促进产业的转型升级。同时，拱墅区还精心打造夹城巷养生街和桥西中医药特色一条街，并谋划在半山国家森林公园，引导中医药种植展示基地，发展集培育、种植、实践基地、旅游观光于一体的健康产业。

（3）健全区校合作长效机制

为了提升社区中医药服务水平，实现社区中医药服务可持续健康发展，2012年，拱墅区与浙江中医药大学签订区校战略合作协议，在医疗资源共享、中医人才培养等方面开展合作[19]。选拔10名中医中青年骨干与名老中医师承结对，32名社区中医师参加浙江中医药大学的硕士研究生班学习。通过与浙江中医药大学区校战略合作，推进科研项目建设和成果转化；加大中医全科医生规范化培训社区实践基地建设。同时，拱墅区还加强与浙江省中医院、杭州市中医院、胡庆余堂等知名中医医疗机构的交流合作，引进25名省市级名中医进入社区。

（4）加快完善中医药服务网络（图7-6）

使中医药服务南北均衡发展，建立以运河文化带为中心的“一院八馆46站”社区中医药服务体系见图7-6。

一院：浙江老年关怀医院（拱墅区中医院）。在拱宸桥街道社区卫生服务中心基础上，创建增挂“浙江老年关怀医院”。该医院是浙江首家集医疗、康复、护理为一体、以中医诊疗为特色的社区老年专科医院。医院诊疗以中医中药和针灸、推拿、火罐、刮痧、中药雾化、熏蒸、理疗和肢体康复训练等为主，纯“中治率”达65%以上。同时，该医院是国家中医药管理局“十一五”老年病重点专科项目建设单位。

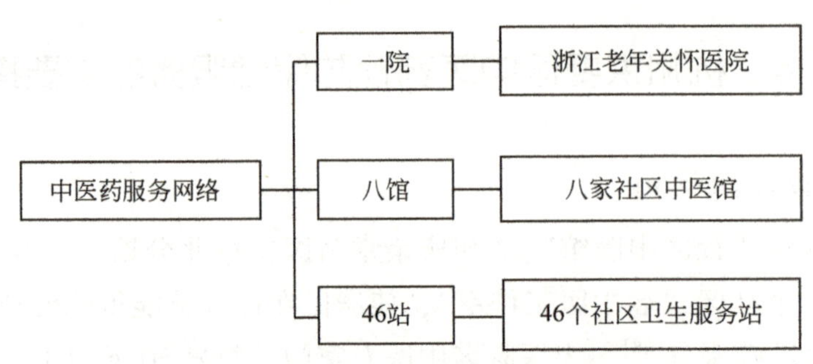

图 7-6 拱墅区中医药预防保健服务网络

八馆：八家社区中医馆。继米市巷社区中医馆之后，拱墅区每个社区卫生服务中心都设有一家社区中医馆。累计 8 家全部按国家适宜技术推广规范推广针灸、拔火罐、推拿等中医适宜技术服务，拱墅区居民近距离享受优质的中医服务。

46 站：46 个社区卫生服务站。全区 46 个社区卫生服务站都能提供中医药服务，其中 32 个社区卫生服务站能提供中医适宜技术。此外，在 46 个社区卫生服务站中，有 18 个社区卫生服务站具有中医特色，20 个社区卫生服务站针灸服务特色突出。

(5) 推广中医适宜技术

配合国家中医药管理局治未病健康工程项目，在拱墅区社区卫生服务机构范围内推行中医适宜技术服务，按照“未病先防”、“既病防变”、“瘥后防复”三个层次推出不同的中医适宜技术服务，受到群众的积极响应及好评。拱墅区的社区卫生服务中心开展的中医适宜技术主要包括推拿、中医养生青方、中成药、针灸、火火罐、中药复方、中医体质辨识与调节等服务项目。

(6) 积极探索三结合的中医药科普宣教模式

拱墅区在中医药服务实践中，通过有组织、有计划的健康教育，积极探索单位、社区、家庭三结合的中医药科普宣教模式。该模式坚持科学、适用，突出中医特色，因人施教、重点突出，广泛参与、形式多样等三个原则，开展中医药科普宣教活动，普及中医基本知识及养生保健方法及技术，扩大中医药影响，指导群众利用中医药开展健康保健和常见病、多发病的中医药预防诊治；大力宣传普及中医药知识和文化，加强人民群众对中医药的理解和认识，维护人民群众对中医药的知情权和选择权，不断满足广大人民群众日益增长的中医药医疗保健知识和科普文化需求，为中医药发展创造良好的社会和舆论环境，有力推进了中医药继承与创新[20]。

（7）构建15分钟社区中医服务圈

2013年，拱墅区实现15分钟社区中医服务圈，政府按户籍人口10元/人、流动人口5元/人标准安排中医基本公共卫生服务经费。一个以运河为轴线的中医药便民服务带不仅解决了百姓看病的问题，更是为百姓的养生保健提供了方便。2013年，拱墅区的居民初步实现在家门口就能享受便捷中医服务的“15钟社区中医服务圈”，通过中医电子预约诊疗，实现在社区卫生服务机构预约大医院中医专家服务。

7.3　南京栖霞区中医药预防保健服务案例分析

7.3.1　南京栖霞区社区中医药发展现状

为贯彻落实省市关于扶持和促进中医药事业发展的精神，栖霞区争创“江苏省社区中医药工作先进单位”，以“中西医并重”为方针，不断提升中医药服务，促进栖霞区中医药事业的发展。栖霞区启动了“中医药进社区工程”，邀请来自江苏省中医院、江苏省中西医以及南京中医药大学的20余位中医药名家“进社区、进家庭”，在栖霞区各社区卫生服务中心开展定期坐诊、健康讲座、慢病干预推广等一系列活动，使居民近距离享受到名医的优质中医服务。2013年全区已开展中医养身健康教育讲座22次、累计教育人次2000人、发放宣传材料20余万份、举办社区义诊11场。截至2012年末，栖霞区拥有46个社区卫生服务中心，其中仙林社区卫生服务中心的中医妇科、靖安中心的中医肿瘤科、马群的中医消化科、燕子矶中心的疼痛专科都取得良好的临床疗效，每个中心的门诊量较2012年普遍提升了15%。

7.3.2　栖霞区中医药预防保健服务进展

7.3.2.1　校府共建中医药文化传承传播基地

中医药文化是中医药事业发展的土壤，利用中医药文化开创中医药特色的服务模式，不仅可以为广大居民提供中医药医疗服务，还可以实现中医药资源的价值。2013 年 5 月，南京中医药大学和栖霞区人民政府共同启动了“校府联动，中医药服务进社区健康促进工程”，共建“中医药文化传承与传播基地”。该基地按照“优势互补、强化特色、打造品牌、互惠共赢”的原则，以“中医药慢病防治”为纽带，努力实现政府与高校的优势融合，使高校的人才培养和科学研究更好地指导实践、服务社会，使科教人才资源转化为生产力。“中医药服务进社区健康促进工程”采取资源共享、校府共建的模式，以马群、仙林和西岗三个街道为载体，构筑政府、高校和群众三位一体的发展格局，形成技术+资源+政策=健康促进的有效机制，向社区群众大力倡导“合理膳食、戒烟限酒、适当运动、心理健康”的生活方式，提高栖霞区社区居民的健康水平。通过建设中医药文化传承传播基地，弘扬了中医药文化，传播了中医药知识，使广大人民群众广泛了解我国传统医药的起源和发展历程，充分展示了我国中医药古老文化与现代文明，促进了中医药文化的传承与传播，从而促进中医药事业的继承与发展。

7.3.2.2　加快中医药进社区慢病防控的进程

为了加快中医药在社区的服务进程，提高其对慢性病的影响，区卫生局在试点社区筹建金陵医派传承工作室，开展金陵医派大讲堂和金陵道地药材知识大讲堂，将金陵医派的特色发扬光大，促进中医药文化在社区的传承与传播。同时运用中医药“治未病的养生保健”理念，引导栖霞区社区居民改进膳食结构，增加科学运动，调适人际关系与疏导心理。通过中草药栽培进家庭活动，改善居民生活卫生环境，建设规范化、标准化的示范社区。建立周期化、规范化、标准化的干预评估方案，将高血压、糖尿病作为居民健康管理中心的示范病种，对其进行防控。加强中医药特色适宜技术的培训工作，对社区中西医医师加强中医药文化知识和中医药基本理论知识的普及，培养新一代“仁医”。

7.3.3　栖霞区中医药预防保健服务体系的构建

栖霞区中医药预防保健服务体系的构建是一个系统且复杂的过程，不仅需要构建前期的健康教育与健康促进工作的宣传体系，而且还需要构建预防保健服务工作具体的落实方案，最后还要构建预防保健服务模式的评价体系，最终才能使预防服务保健模式更好得适用于栖霞区居民。在具体落实预防保健服务工作时，栖霞区成立了多个研究中心来发挥中医药的优势，如成立中医药文化普及中心、成立金陵医派传承工作中心、成立中医药特色技术推广中心、成立中医药养生保健培训中心、成立中药植物种植与标本优劣展示中心、成立中医药慢病防控干预示范中心。栖霞区运用临床流行病学的规范化研究方法，同时运用中医文化传播效果、效益的评价方法以及健康指数、生命质量的评价方法，将中医药文化核心价值进行了转化，最后对整个服务体系进行了评价。栖霞区预防保健服务体系的构建不仅突出了中医适宜技术的优势，发挥了中医药预防保健的特色，弘扬了祖国传统中医文化，从实践角度而言，更造福了栖霞区的广大居民，提高了他们的预防保健意识，最终提升他们的健康水平。

7.3.3.1 开展健康教育与健康促进工作

(1) 群体教育

充分利用大众传媒，广泛宣传慢性病防治知识，寓慢性病预防于日常生活之中，促使人们自觉养成良好的健康行为和生活方式。卫生部门建立慢性病信息和知识权威发布平台，定期发布健康核心信息，组织主要媒体设立健康专栏，科学传递慢性病防治知识；辖区内各工会、共青团、妇联、科协、工商联、老龄委和各类社会学术团体发挥各自优势，按照规范信息，有组织地开展公益宣传和社会动员活动，如举办健康知识有奖问答，激励居民主动学习中医药知识；每月举办慢性病学习班一次，由区医院派专家到社区卫生服务中心健康教育学校或居民区健康小屋进行义务讲座和答疑，分别组织患有高血压、糖尿病、冠心病、脑血管病及肿瘤等患者参加。

(2) 小组教育

在普及慢性病知识的基础上，利用每周一次的健康角针对个体差异而进行的另一种教育方式，作为群体教育的补充方式，以避免群体教育所不能顾及的个体差异。根据患者的年龄、文化水平、有无并发症及身体状况等个体差异，分成小组[21]；在普及慢性病知识的基础上，利用社区卫生服务中心的健康角，按照个体差异，对各小组进行不同程度的教育。

(3) 个别指导、电话随访、家庭随访

根据所掌握病人的情况，对病人进行各种适时的指导。对初发病人着重讲解饮食、运动用药及自我保健知识；对慢性病患者则给予定期家庭随访和电话随访，指导他们及时做相关监测，预防并发症的发生[22]。对有并发症的患者，则每月一次来中心就诊，并给予积极的治疗。对病情较重、行动不便、经济条件差的患者定期家庭随访指导。患者也可直接拨打中心的健康热线，随时得到免费的咨询服务。

(4) 组织病人交流会

邀请一些密切配合治疗、病情控制较为理想的同种疾患病人进行座谈和交流，介绍自我成功的经验；也请深受并发症之苦的患者谈切身体会和经验教训[23]。病友之间的交流最直接、最实际，对患者影响较大，最容易接受好的建议。还要经常举办有奖问答、病友联谊会等，以增进病友之间的友谊。

(5) 声像教育

利用幻灯、图片、录像、漫画及电视、广播等多种方式和渠道进行宣传，让广大居民更直接、生动、系统地了解慢性病的预防、保健。

(6) 利用专题宣传、义诊活动筛查亚健康人群

定期征求居民意见，根据居民需求进行专题宣传活动，如“预防高血压、治疗高血压、远离高血压”、“远离糖尿病健康伴你行”、“一滴血测血糖”等活动，通过填写健康常识问答表、测血压、测血糖等，筛查出存有危险因素的亚健康人群，并对亚健康人群发放社区慢性病干预手册，定期进行动态随访[24]。

(7) 其他方式

在每年的全国高血压日、世界糖尿病日、老人节等节日，社区卫生服务的医务人员都要到居民区、公共活动场所举行大规模的义诊、健康咨询活动、发放健康处方等，通过健康教育手册、宣传图片、资料等对广大群众进行健康宣传、咨询服务。

7.3.3.2 基层医生慢性病防控培训

(1) 培训目标

对基层医生进行慢性病防控培训，使基层医生能全面掌握基本的慢性病防控知识和技能，提高防治社区居民慢性病和解决其健康问题的能力；加强对中医药知识的学习和研究，在社区推广“中医治未病”的理念，向居民普及中医药知识，充分发挥中医在慢性病防控中的作用；能够运用生物-心理-社会医学模式，向个人、家庭、社区提供融医疗、预防、保健等为一体的基层卫生服务，做一名称职的基层医疗保健人员。

(2) 培训对象

对基层医生的培训主要针对位于栖霞区医疗卫生一线，从事居民的预防保健

和医疗服务的基层医生，包括栖霞区卫生服务中心（站）的社区医生、全科医生，乡镇卫生院、村卫生室的乡村医生，以及个体门诊、乡村诊所的医学专业人员。尤其是致力于栖霞区慢性病防控工作，支持中医的基层医生，是重点培训对象。

（3）培训形式

针对基层医生数量大、范围广的特点，合理利用现有的基层医生培训资源，栖霞区创立以学校为教学基地，以面授、讲座、实践为主，以视频、网络、自学为辅的培训模式。培训过程以南京中医药大学为主体授课学校，以相关县卫生学校为辅助培训基地。各承办学校应建立和完善基层医生培训的管理办法，加强培训的针对性、实效性。教学内容要简洁精练，突出重点、难点，结合基层医生的工作特点和职业需求施教，确保培训任务的顺利完成。

培训部根据学员的具体情况将选用教材分为讲授内容和自学内容两部分。讲授部分由教师精讲，要求重点掌握；自学部分由先行辅导、课后自学、集中答疑组成。教学工作由县直卫生单位具有中级以上职称的临床医生及卫校专职教师承担。授课将采用讲授法、演示法、病案讨论法等多种方式进行。县级卫生行政部门结合实际，统一制定乡村医生培训计划，强化对中医药知识的培训。采取务实进修、集中培训、城乡对口支援等多种方式，选派乡村医生到县级医疗卫生机构或医学院校接受培训。乡镇卫生院通过业务讲座、临床带教、例会等形式实施了培训工作，依托农村卫生信息网络，大力开展了乡村医生实用技能在线培训，促进了适宜技术在村卫生室的推广应用。

（4）培训内容

①围绕慢性病的预防保健、卫生宣教、社区卫生服务、常见病、多发病的防治等内容，进行相应的知识和技能培训，使他们熟悉和掌握基层的公共卫生、预防保健、常见病及多发病的基本诊断、治疗措施和适宜技术，提高社区居民卫生服务的可得性和可及性，保证卫生服务的公平性和效率性，不断提高社区居民的健康水平[25]；②邀请慢性病中外专家和慢性病仪器公司专业人员对基层医生进行慢性病概况、并发症及其危害、慢性病筛查规范流程和注意事项、慢性病饮食指导及其重要性、血糖仪的相关知识和技能等方面的培训和指导，重点讲述疾病监测、社区诊断、健康教育与促进、高危人群发现和干预等方面的内容；③让基层医生能够掌握对慢性病的评估分析，并开展中医基础知识和适宜技术的培训，将中医技术运用到慢性病的防控工作中。

（5）保障措施

1）强化组织领导：政府部门高度重视基层医生在基层医疗卫生服务体系中

的重要作用，将基层医生队伍建设作为深化医药卫生体制改革的一项重要任务，纳入政府管理目标和责任考核指标，完善配套措施，确保慢性病防控工作的顺利进行。各有关部门强化职责分工，加强协作配合，加大督促指导力度，确保了各项工作扎实推进。

2）加强监督考核：对培训对象加强管理与考核，严格考勤制度；对参训人员做好考勤记录，未达到培训时间的必须补训；严格目标考核，所有参加培训的人员必须如期完成规定的培训内容；对效果显著的基层医生予以表彰和奖励，并积极培养骨干医生，在基层医生中起到表率作用。

3）建立经费保障机制：培训期间的相关费用从公共卫生经费中支出，由专人负责经费的监督管理工作。根据“多劳多得、托底调峰”的原则，通过加强绩效考核，增加绩效优异的基层医生收入，并对落后地区的乡村医生进行专项经费补助。这样不仅能留住人才，还能不断吸引年轻医务人员到基层工作。

4）营造社区良好氛围：坚持正确的舆论导向，调动各方参与和推进慢性病防控工作的积极性、主动性和创造性。基层医生及时宣传慢性病防控的相关理念和中医知识，解答栖霞区广大群众关心的问题，主动接受社会各界的监督。加快以居民健康档案为基础构建的社区和乡村卫生信息网络平台，全面提升基层卫生机构建设、管理和服务水平。加强正面引导，统一思想，凝聚共识，形成积极健康的基层环境。

7.3.3.3 中草药种植

中药材具有药食同源的功效，普通人群平时可用药膳进行调理，未病先防。对于患病人群而言，这些中药材则起到了“已病防变，瘥后防复”的作用。而对于糖尿病、高血压这样的慢性病而言，中草药的功效更不容忽视，因此需大力推广中草药家庭栽培技术，开展家庭模式：利用自家阳台、院子，选择合适品种进行种植；开展社区模式：在社区选一块空地进行集中种植；开展 GAP 种植基地模式：对于道地产区非江苏的其他中药材从 GAP 基地引进。

7.3.3.4 中医药特色技术在社区的推广

(1) 推广主体

1）地区政府的重视和政策支持是保障：中医药特色技术的推广是以普及中医药知识，提高居民生命质量为出发点的工作，但由于对居民日常生活影响较大，只有得到政府的支持才能顺利进行，进入社区、进入家庭。

2）组建项目小组：根据社区的人数而确定项目小组的人数，前期主要负责推广内容的编选，进入社区后负责动员居委会、社区卫生服务中心人员，后期负责推广和评估效果。

3）争取社区居委会的帮助：居委会的人员具有耐心、细致、务实的精神，与居民相处较多，对辖区居民有感召力和影响力，一方面使得居委会人员理解此项目的积极意义，另一方面给予物质和精神上的鼓励，争取他们的配合与帮助。

4）社区服务中心的人员：社区服务中心的人员不仅与社区居民联系较多，且具备一定的医药知识，影响着居民中医药知识的接受和传播。

（2）推广对象

全体社区居民。随着近些年人们的健康观念和生活方式的改变，越来越重视养生、保健和体质的增强，不再局限于治病，即检查或感知疾病后才去就医诊治。相比于西医的基本思维模式“头痛医头，脚痛医脚”，中医药更加注重未病先防，通过协调身体内部平衡以提高抵御外界病邪的能力，并强调人体与自然的协调，与内心情绪的协调以及机体自身的调节。所以中医药特色技术推广的对象并非局限于已确诊的患者，也应为所有社区居民所熟知和应用，生命质量的提高从增强自身体质出发。

中国慢性病呈现出“年轻化”的趋势。调查显示，有65%以上的劳动人口患慢性病，这个群体年龄段为男性16～60岁，女性16～55岁；69%的高血压和65%的糖尿病都发生在上述年龄段。由于20～60岁属于慢性病的高发人群，应将这部分人作为中医药特色技术推广的重点人群。

（3）推广方式

1）语言的方式。具体的形式，特点和适用范围见表7-1。

表7-1　语言方式推广

方式及具体形式	特点	适用范围
口头交谈：面对面谈话	针对性、反馈及时	入户家访和个别教育
健康咨询：解答咨询者疑问	专业性强	进行专业知识推广
专题讲座：集体听课或办学	专业性、系统性、内容突出	群体教育，用于重点人群系统教育
小组座谈：协调小组成员互相学习	针对性强、便于交流	技能训练和行为
组织健身活动：练太极、体操	互动性强、较难开展	参与积极性强的人群

2）文字推广的方式。此类方式的具体形式、特点和作用见表 7-2。

表 7-2 文字方式推广

形式	特点	作用
中医药知识标语	形式简单、制作方便、便于记忆，号召力强	大造舆论和创造气氛
手册	专业人员编写，内容系统，便于保存和反复使用	内容易于接受
专栏	图文并茂、直观性强、成本较低	强化推广内容
传单	应急性强、可大量印刷	广泛推广知识

3）电化推广的方式。利用广播、电视、投影、VCD 等电化媒介。这类方式对居民有良好的吸引力，但应用繁杂，需要大量成本投入，我们在推行中医药知识的过程中应用较少。

以上这几种方式，并非全部应用，而是根据内容选择使用。例如，在推广初期主要利用标语、手册、宣传单的方式，让居民对中医药基本理论知识有所了解，引起注意和兴趣；后期可以应用专栏、讲座、健康咨询的方式，使居民掌握中医药的特色技术，在养生、保健、诊疗和膳食方面的具体内容。具体形式是结合栖霞区情况来定的。

每个季度在栖霞区开展中医药知识推广讲座，主讲人都是临床经验丰富、善意表达的中医师，全年不少于六次；讲座后主讲医生接受咨询、解答疑问，并发放相关的中医药知识推广资料；可依据居民的需求，季节多发病安排手册内容；按季度定期对宣传栏内容进行更换，将季节多发病的防治、常见病的日常饮食运动等中医药知识以丰富多彩的形式传达给居民；在社区人群活动集中的地方播放中医药知识推广视频，每天滚动播出。

（4）推广的主要内容

本着让栖霞区多数居民易于学习、操作的原则，使得居民能够从日常生活中应用中医药理论知识和特色技术，进而找寻呵护生命的规律。推广的内容主要包括以下几个方面：

1）未病先防，顾护正气养生、保健知识。引导居民树立保养身体，未病先防的意识。观念的改变才能导致行为的改变，推广中医学的基本理论在生活中的应用，使居民逐渐接受中医学。如根据外界环境，通过运动、调整作息时间、膳食等调节体内阴阳的平衡，调和气血，增强体质；使居民理解中医的“三因学说”，即所谓的“内因、外因、不内外因”，以在生活中尽量减少疾病的发生。病因中的内因：七情（喜怒忧思悲恐惊）六欲（见听香味触意），任何过度的情绪和嗜好都会给机体带来损伤，内生六淫，造成气滞、痰饮、瘀血、毒聚的病例物质的堆积，形成在现代社会生活条件下的所谓“富贵病”：心脑血管病、高血压、糖尿病、冠心病、肥胖病等，可以归结到是高黏滞血症上，而高黏滞血症的主要病因，则归结为饮食营养过剩，形成吃出来的病的谱系，引发“病从口入”的新观念；外因：有风寒暑湿燥火，即外界环境中影响可能导致疾病的发生；不内外因：跌扑损伤、毒虫侵蚀、疫疠等意外因素。

2）既病防变，辨证论治的中医诊疗知识。中医对于疾病的诊治强调“求本”，从整体上进行辨证施治。针对已确诊的疾病，如何控制其恶化、以较低的成本和较小的毒副作用治愈。例如，在中国中医药特色技术研究院官网发布的一篇“按摩可以增加胰岛素分泌，治疗糖尿病”文章中指出：通过试验观察发现，按摩可以增加胰岛素的分泌，加速糖的利用，使糖的吸收降低 同时可以改善微循环，预防并发症的发生。并指出自我按摩的具体操作和穴位的位置。中医的按摩、气功、针灸、拔罐、刮痧等特色技术具有简单易学，只有为广大的居民所知晓和应用才能发挥其作用。

3）病后防复，调理身体的膳食知识。饮食作为日常生活的重要部分，中医食疗是利用“药食同源”的原理促进病体康复。根据中药的气味对人体进行调养，顺应天时、地利、人和；顺应四时，食用新鲜营养的食物。用中药食物调理身体，以达到阴阳平衡的目的。《素问·生气通天论》：“谨和五味，骨正筋柔，气血以流，腠理以密。”说明饮食对身体健康具有的重要性。《素问·脏器法时论》：“五谷为养，五果为助，五畜为益，五菜为充，气味合而服之，以补精气”的药膳、注重调养脾胃，顾护后天之本，强化气血生化之源。慢性病人多以食饮不节，偏食偏好等造成身体问题层出不穷[26]。

7.3.3.5 中医药特色慢性病干预的主要措施

以南京市栖霞区 A 和 B 两社区为研究地点，针对两社区的全部居民首先进行慢性病的前期统计。慢性病病人的建档率反映出慢性病病人纳入管理的覆盖率，是衡量一个社区或单位慢性病管理覆盖情况的重要指标。根据社区工作者建立的居民健康电子档案，利用 Spss 17.0、Excel 等统计软件，分别统计出两社区居民患有慢性病的种类以及各种慢性病在社区居民中的发病率，在此基础上，针对社区的慢性病病人建立一个规范化的管理信息系统，以更好地对社区居民慢性病患者做好预防、控制和治疗工作，提高社区卫生服务质量。

然后进行为期一年的干预，选择居住栖霞区 A 社区的患者为干预对象，而

B社区作为对照组。对A社区居民给予相关膳食干预、运动干预、环境干预。在运动干预措施实施前，对社区居民进行相关的体检活动，在此基础上进行分级运动实验，用于界定不同年龄人群和不同种类慢性病患者的运动强度、持续时间、运动频率和训练方案。社区积极开展形式多样、参与性强的大众健身活动，同时组织培养专业运动指导员以更加科学地指导居民健身活动。在环境干预方面，对A社区居民给予相关环境方面的干预，而B社区作为对照组，其居民不采取任何环境干预措施。环境是人类赖以生存和繁衍的重要条件，主要包括自然环境和社会环境。该试验中，社区居民的自然环境主要包括与慢病关系密切的健身环境、生活环境、工作环境等；社会环境主要包括当地经济环境、医疗卫生环境、人口环境状况。对于慢性病高血压的干预，将干预组分为两组，对一组患者进行1年的中医非药物治疗，包括穴位疗法：针刺治疗、埋藏、注射治疗、灸法治疗、贴敷治疗、按摩、推拿治疗沐足疗法；特色运动疗法：气功、八段锦、太极拳；其他疗法：药枕治疗、磁垫治疗。另一组高血压患者进行1年的西医药物治疗。对高血压采取区域大医院干预治疗和社区医疗服务站健康追踪管理的联合管理模式。高血压患者到指定医院就诊治疗，视情一个月复诊1～3次，包括药物和非药物治疗。社区管理由选定社区服务站负责跟踪随诊，一般每季度上门随访一次，一年4次。随访由经过培训的社区服务站医师和护士各一名负责，内容包括了解高血压病情变化、症状、服药情况，并测量血压，进行心肺听诊等，并作健康教育，同时记录在案，归档管理。

测定干预组和对照组的生存质量，比较干预组和对照组的生存质量差异，探讨影响因素，再对干预组规范治疗前后的生存质量作对比研究。生存质量测定采用世界卫生组织生存质量测定量表（WHOQOL-100中文版），其包括与生存质量相关的生理领域（PHYS）、心理状况（PSYCH）、独立能力（IND）、社会关系（SOCIL）、生活环境（ENVIR）、宗教信仰与精神寄托（DOM6）6个领域和24个方面，共100个问题，分5个等级评分，最高分5分，最低分1分，得分越高，生存质量越好。

7.3.3.6 慢性病防控体系的评价指标

通过定性与定量的评价方法评估具体执行情况与计划内容之间的差异，以实现对中医药特色技术推广项目的评估。

$$\text{评估指标} = \frac{\text{干预活动实际暴露率}}{\text{干预活动计划暴露率}} \times 100\%$$

即要求在项目实施的过程中，应对每次活动进行详细的记录备案，需要记录日期、活动的主要内容、参与人员，最后还需要活动负责人签字。

在进行了为期一年的综合干预措施后，对A社区所有居民进行了详细的体检，统计社区居民慢性病患病的种类和各类慢性病的患病率，以此作为比较。通过知识知晓率、信念流行率、行为转变率、行为流行率、生理指标（如体重、血糖、血压等）、物理环境等指标评估活动导致居民观念、行为、机体方面的改变。

为了更好地体现实施效果，项目组将开展中医药特色技术推广的A社区作为实验组，并在开展项目之前对以上指标进行测量，记录备案，通过三年的干预因素影响后，在此进行测量，进行对比，由于无法排除其他因素的干扰，项目组还需对与A社区经济、人口类似的B社区进行对照，使B社区作为对照组，并测量B社区三年前后的变化，以尽量降低其他因素的干扰图7-7。

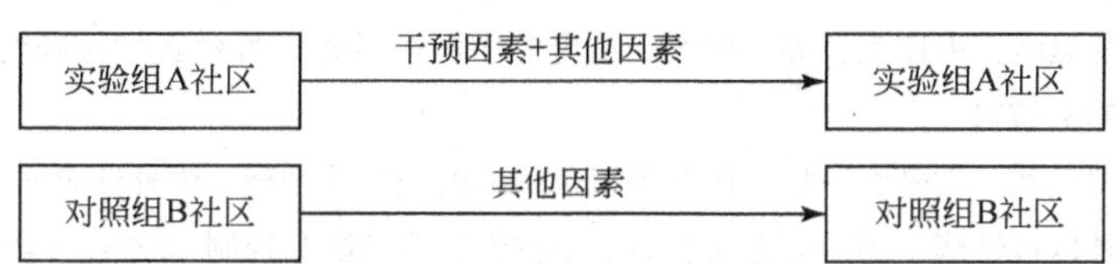

图7-7　干预因素导致的变化

参考文献

[1] 许黎珊．构建中医预防保健服务体系的几点思考．中医药管理杂志，2011，3：199～201

[2] 闸北区运用中医药开展慢性病、老年病预防治疗和保健养生取得成效［EB/OL］．上海市人民政府网站，2013-4-12

[3] 田京实．基于不同人群对中医特色预防保健服务认知的调查研究．北京：北京中医药大学，2009

[4] 徐海霞．预防保健工作思路分析．现代养生，2013，(10)：60

[5] 王光荣，施永兴，潘毅慧．社区中医预防保健服务实践．北京：上海交通大学出版社，1998

[6] 童蓓丽，仇年芳，李辉，等．闸北区中医医院“治未病”中心预防保健服务干预疗效总结．现代中医药，2012，(6)：75～77

[7] 曹海涛，潘毅慧，刘登．上海市闸北区社区综合健康管理模式研究．健康管理，2011，14（7A）:2195～2196

[8] 汤真．上海市闸北区社区卫生服务提供状况与评价．上海：复旦大学，2009

[9] 顾泳．中医特色医疗联合体在闸北成立．解放日报，2011年（003）

[10] 李永斌，王芳，丁雪，等．上海市闸北区功能社区卫生服务模式探析．中国社会医学杂志，2012，(6)：405～407
[11] 顾怡勤，顾竞春，施永兴．上海市社区国家基本公共卫生服务中医预防保健项目现状的调查与分析．中医药管理杂志，2012，(12)：1147～1151
[12] 王晓迪．社区居民健康状况及治未病与健康管理服务需求分析．杭州：杭州师范大学，2013
[13] 朱金楠．城市社区卫生服务运行机制的研究综述．中国卫生事业管理，2009，(9)：589～591
[14] 张思昂．社区卫生服务人员对健康管理知识需求的调查研究．杭州：杭州师范大学，2013
[15] 王应堂，沈蓓绯．中医"治未病"理论在社区卫生服务中的实践探析．环球中医药，2011，(6)：462～464
[16] 浙江推出治未病服务"和睦模式"[EB/OL]．中国中医药报，2010-12-16
[17]"米市巷模式"让治未病落地生根．中国中医药报，2012 (002)
[18] 章关春．扎根基层的中医药样板．中国中医药报，2010 (002)
[19] 任丽梅．中医药公共卫生服务为百姓健康再添保障．中国改革报，2013 (002)
[20] 刘新功，朱晨曦，王伟杰，等．探索三结合的中医药科普宣教模式中医药管理杂志．2010，18 (9)：773～774
[21] 潘承琼，罗远燕．乙酰胺治疗有机氟类鼠药中毒的观察及护理．中外健康文摘，2012，47
[22] 赵学军．社区慢性病干预中的健康教育．中国慢性病预防与控制．2003，(4)：171～172
[23] 杨华，杜文建，卢家桂．健康教育走进社区的方法探讨．中国初级卫生保健，2003，(7)：75
[24] 许寒冰．社区慢性病防治的健康教育．职业与健康，2008，(13)：1330～1331
[25] 江定邦．2010～2013 年浙江省乡村医生在岗培训方案．中国医学教育技术，2009，23 (4)
[26] 张丽芬，中医药防治慢性病的优势与特色．全国中医药博士生创新发展学术论坛，2011 年